浙里护理

"互联网+护理服务"模式创建与技术规范

主　审　胡斌春

主　编　盛芝仁　柳春波　许素玲

U0211106

ZHEJIANG UNIVERSITY PRESS
浙江大学出版社
·杭州·

图书在版编目(CIP)数据

"互联网＋护理服务"模式创建与技术规范 / 盛芝仁，柳春波，许素玲主编. －杭州：浙江大学出版社，2023.3

ISBN 978-7-308-23518-1

Ⅰ. ①互… Ⅱ. ①盛… ②柳… ③许… Ⅲ. ①互联网络－应用－护理－技术规范 Ⅳ. ①R47-65

中国国家版本馆 CIP 数据核字(2023)第 019829 号

"互联网＋护理服务"模式创建与技术规范

主　审	胡斌春
主　编	盛芝仁　柳春波　许素玲

责任编辑	伍秀芳
责任校对	林汉枫
封面设计	周　灵
出版发行	浙江大学出版社 （杭州市天目山路 148 号　邮政编码 310007） （网址：http://www.zjupress.com）
排　　版	杭州晨特广告有限公司
印　　刷	杭州杭新印务有限公司
开　　本	710mm×1000mm　1/16
印　　张	17.5
字　　数	278 千
版印次	2023 年 3 月第 1 版　2023 年 3 月第 1 次印刷
书　　号	ISBN 978-7-308-23518-1
定　　价	128.00 元

编　委　会

主　审　胡斌春

主　编　盛芝仁　柳春波　许素玲

副主编　周红娣　施春娜　黄丽华

　　　　周建平　陈明君　仇春波

秘　书　徐　倩

编　委　（按姓氏笔画排序）

　　　　仇春波　（宁波大学医学院附属医院）

　　　　毕东军　（浙江省台州医院）

　　　　朱春伦　（宁波市卫生健康委）

　　　　刘　歆　（宁波大学医学院附属医院）

　　　　许素玲　（宁波大学医学院附属医院）

　　　　陈芙蓉　（宁波市中医院）

　　　　陈芳芳　（宁波大学医学院附属医院）

　　　　陈明君　（宁波大学医学院附属医院）

　　　　陈皑皑　（宁波市眼科医院）

　　　　周红娣　（宁波大学医学院附属医院）

　　　　周佳佳　（宁波大学医学院附属医院）

　　　　周建平　（宁波市中医院）

　　　　赵王芳　（宁波大学医学院附属医院）

胡建利 （宁波大学医学院附属医院）

柳春波 （宁波大学医学院附属医院）

施春娜 （宁波大学医学院附属医院）

徐　倩 （宁波大学医学院附属医院）

黄丽华 （浙江大学医学院附属第一医院）

盛芝仁 （宁波大学医学院附属医院）

序 言

随着"互联网＋"的快速发展,国家陆续出台了促进"互联网＋医疗健康"发展的系列政策文件,各地区医疗机构在优化资源配置、创新服务模式、提高服务效率、满足人民群众日益增长的医疗卫生服务需求等方面进行积极探索,"互联网＋护理服务"的模式也顺势而生。2019 年 2 月 12 日,《国家卫生健康委办公厅关于开展"互联网＋护理服务"试点工作的通知》(国卫办医函〔2019〕80 号)明确了"互联网＋护理服务"主要是指医疗机构利用在本机构注册的护士,依托互联网等信息技术,以"线上申请、线下服务"的模式为主,为出院患者或罹患疾病且行动不便的特殊人群提供的护理服务。目前"互联网＋护理服务"已开始向全国推广,并成为护理领域关注的焦点问题。

浙江省作为全国 6 个试点省份之一,积极改革创新,尤其是宁波大学医学院附属医院盛芝仁教授带领的研究团队,积极探索,先行先试,已形成"互联网＋护理服务"宁波模式,并借助第三方平台发挥"技术＋运营"的优势,鼓励护士利用碎片化时间回应社会实际需求,解决老百姓急需解决的问题,为国家及地方卫生行政部门出台"互联网＋护理服务"相关政策提供了很好的借鉴与参考,也为在全国范围开展"互联网＋护理服务"起到了引领和推动作用。

"互联网＋护理服务"的开展,使更多的优质护理资源延伸到社区、家庭,让更多急需帮助的人群居家即可得到专业的护理服务。但是,在该模式推进的过程中还存在不少问题,如服务资质要求、服务对象及项目、服务平台及功能、服务开展方式、服务质量提升等方面尚不成熟,需要不断摸索、总结与改进。该书全面介绍了宁波市从 2015 年开始探索"互联网＋护理服务"模式的历程与特点,通过政府主导、统一平台、区域化布局,突出医院主体、市场化运营,有效推进"互联网＋护理服务"工作,并以翔实的数据展示所取得的成效和推广意义。同时,将建立的"互联网＋护理服务"相关管理制度、培训规范以及各服务项目的技术规范呈现给读者,是一部对"互联网＋护理服务"工作具有重要参考和应用价值的专著。

"互联网＋护理服务"模式实现了将护理服务从医院延伸到家庭,满足了社会的刚性需求,在未来会有更大的发展空间,也使护士在促进分级诊疗建设、强化慢性病管理、提高"一老一小"健康服务质量等方面发挥更大的作用。

中华护理学会理事长
中国医学科学院北京协和医院护理部主任

前 言

本书落笔之际,正值全省深入贯彻落实浙江省委关于数字化改革"一地创新、全省共享"决策部署,深化推广"浙里护理"应用实施方案之时。如今,本书即将付梓,作为主编,我感到非常激动。为贯彻健康中国战略总体要求,以"人民健康"为中心,满足人民群众多样化、多层次的健康需求,自国家卫生健康委员会 2019 年 2 月发布关于开展"互联网+护理服务"试点工作的通知至今,全国各地积极开展探索实践,各医疗机构利用在本机构注册的护士,依托互联网等信息技术,以"线上申请、线下服务"的模式为主,为出院患者或罹患疾病且行动不便的特殊人群提供护理服务,受到人民群众的一致好评。

我们梳理和凝练了近 7 年来以点带面、稳步推进、逐步形成的"互联网+护理服务"宁波模式的创建过程,撰写了这本涵盖理论和实践、突出实用性和可操作性的专著,这也是一本实用的工具书。

本书分为两大篇共 10 章。第一篇主要介绍了"互联网+护理服务"相关概念、管理模式、实体医疗机构具体做法,以及相关的管理规范,包括管理制度、规范培训、质量管理、风险控制等,并阐述了县市区医联体"互联网+护理服务"的管理模式。第二篇主要介绍"互联网+护理服务"操作技术规范,内容涵盖了基础护理、母婴护理、中医护理、眼科护理等 47 项操作规范。每项操作规范均图文并茂,并附有操作和解说视频,读者扫码即可观看。

随着人口老龄化进程的加快和三孩生育政策的实施,人民群众对养老托育服务的需求日益增长。老年慢性病和失能失智照护、疾病康复以及母婴保健等健康服务不断延伸,"互联网＋护理服务"这一新型业态和服务模式也渐显机遇和挑战。期望本书能为"互联网＋护理服务"工作的深入开展提供参考和借鉴。

本研究得到宁波市"科技创新 2025"重大专项(项目号:2019B10035)的支持。在"互联网＋护理服务"宁波模式的创建过程中,我们得到了省市各级领导以及中华护理学会、浙江省护理学会、上海市护理学会、青岛市护理学会等专家们的关心和指导,在此一并表示衷心的感谢。也非常感谢为本书倾注了大量心血和热情的各位编委。

由于参考资料匮乏,加之编者水平有限,错误和不足在所难免,敬请各位领导、专家和读者批评指正。

2023 年 2 月 12 日于浙江宁波

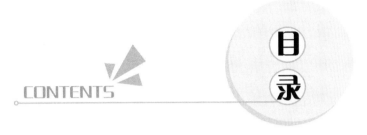

CONTENTS 目录

第二篇　"互联网＋护理服务"操作技术规范

第一篇 "互联网+护理服务"模式建设和管理规范

第一章 "互联网＋护理服务"概述

盛芝仁　朱春伦　毕东军

为全面贯彻党的十九大和全国卫生与健康大会精神,按照实施健康中国战略总体要求,以"人民健康"为中心,满足人民群众多样化、多层次的健康需求,2019 年 2 月,《国家卫生健康委办公厅关于开展"互联网＋护理服务"试点工作的通知》(国卫办医函〔2019〕80 号)(简称《通知》)确定了北京市、天津市、上海市、江苏省、浙江省、广东省作为"互联网＋护理服务"试点省份。2020 年 12 月,《国家卫生健康委办公厅关于进一步推进"互联网＋护理服务"试点工作的通知》(国卫办医函〔2020〕985 号)进一步扩大了试点范围。为贯彻落实党中央、国务院积极应对人口老龄化、实施健康中国战略的重大战略部署,增加护理服务供给,进一步推进"互联网＋护理服务"试点工作,我们在"互联网＋医疗健康"的背景下,积极探索适合我国国情的"互联网＋护理服务"的服务模式、服务规范、管理制度、风险防控以及运行机制等,以期发挥试点地区的带动示范作用,形成可复制、可推广的有益经验,以点带面,推进互联网＋护理服务"健康发展。

第一节　"互联网＋护理服务"的相关概念

一、"互联网＋护理服务"

《通知》明确了"互联网＋护理服务"的概念,主要是指医疗机构利用在本机构注册的护士,依托互联网等信息技术,以"线上申请、线下服务"的模式为主,为出院患者或罹患疾病且行动不便的特殊人群提供的护理服务。随着"互联网＋护理服务"试点工作的推进,尤其是新型冠状病毒感染疫情暴发以来,孕妇、婴幼儿等人群在护理服务方面也有很大需求。因而我们提出"互联网＋护理服务"的概念为"医疗机构利用在本机构注册的护士,依托统一的互联网平台,为患者或有需求的人群提供的护理服务、护理指导、健康咨询等护理方式"。

二、"网约护士"和"网约护理"

"网约护士"是"互联网＋护理服务"的初级阶段,是实现"互联网＋护理服务"最初级功能的一种模式。随着互联网信息技术与卫生健康工作的深度融合,部分地区出现了以"网约护士"提供居家护理服务的"网约护理"形式,大多由社会力量主导推动。该种服务形式符合"互联网＋护理服务"的基本特征,即依托互联网等信息技术,通过"线上申请、线下服务"的模式,由护士上门为群众提供护理服务。因此,"网约护士"的性质属于"互联网＋护理服务"范畴。从一定程度上来说,这也是对该模式的认可,对促进"网约护士"的发展具有一定的意义。但是,两者并不能完全等同。"网约护理"虽有"互联网＋护理服务"的初级内核,但仍与《通知》中所界定的"互联网＋护理服务"存在一定的差异。

第二节 "互联网＋护理服务"的类型

一、居家护理服务(上门护理)

居家护理服务是指具有资质的护士以"线上申请、线下服务"的模式,为出院患者或罹患疾病且行动不便的特殊人群或健康人群提供上门护理服务。目前,网约护士大部分为居家上门护理服务类型,服务项目包括健康促进护理、常用基础护理和专科护理。

二、互联网护理门诊(线上护理)

互联网护理门诊是指具有资质的护士利用微信等互联网技术平台,在线上为出院患者或罹患疾病且行动不便的特殊人群或健康人群提供相关的护理指导和护理健康咨询等服务。服务项目包括普通护理门诊和专科护理门诊。

第三节 "互联网＋护理服务"应具备的条件

一、医疗机构资质

"互联网＋护理服务"的开展必须依托实体医疗机构,强化主体责任。医疗机构取得互联网诊疗或互联网医院许可后,方可开展"互联网＋护理服务",并与全市或全省互联网医院平台建立数据接口,实现"互联网＋护理服务"数据的实时监管。

二、护士的资质

(一)基本资质

提供"互联网＋护理服务"的护士(不论线上还是线下)的准入门槛:临床工作满 5 年及以上的注册护士,能够在全国护士电子注册系统中查询到具有护师及以上技术职称,并经"互联网＋护理服务"专项技术操作培训且考核通过,由医疗机构护理部审核后,统一上报属地卫生行政部门备案,方可获得"互联网＋护理服务"的基本资质。

(二)专科护理(居家护理)护士资质

提供"互联网＋护理服务"专科护理(居家护理)服务的护士,应取得省级以上相关专科护士培训合格证明(脱产连续培训 3 个月以上,含理论和实践培训),或具有副主任护师及以上技术职称并在相关专科工作 3 年以上,并经"互联网＋护理服务"专项操作培训且考核通过,由医疗机构护理部审核后,统一上报属地卫生行政部门备案,方可提供"互联网＋护理服务"专科护理(居家护理)服务。

(三)专科护理门诊护士资质

提供"互联网＋护理服务"专科护理门诊的护士,应取得省级以上专科护士培训合格证明(脱产连续培训 3 个月以上,含理论和实践培训)并具有 3 年以上专科工作经历,或具有副主任护师及以上技术职称并具有 3 年以上专科工作经历,或取得主管护师技术职称 10 年以上并具有 3 年以上专科工作经历,由医疗机构护理部审核后,统一上报属地卫生行政部门备案,方可提供"互联网＋护理服务"专科护理门诊服务。

第四节 "互联网＋护理服务"已开展的项目

根据《通知》要求,"互联网＋护理服务"项目的纳入原则为"需求量大、医疗风险低、易操作实施"的护理技术服务,主要包括健康促进、慢病管理、康复护理、专科护理等方面。关于输液等虽需求量大、易操作实施但是医疗风险较大的操作是否适合纳入服务范围,尚有待探索。

在《浙江省卫生健康委关于印发〈浙江省"互联网＋护理服务"工作实施方案(试行)〉的通知》(浙卫发〔2019〕26号)、《浙江省卫生健康委员会关于深化"互联网＋护理服务"提升居家护理服务质量的通知》(浙卫发〔2021〕24号)(下简称《方案》)中,列出的服务项目包括健康促进护理技术、常用临床护理技术、专科护理技术3大类(详见第二篇)。

第五节 "互联网＋护理服务"的模式简介

一、第三方技术＋运营平台模式(宁波模式)

浙江省宁波市是副省级市、计划单列市,世界第四大港口城市。截至2021年年底,宁波市常住人口954.4万人;截至2020年年底,60周岁及以上户籍老人占户籍总人口的26.21%。随着老龄化进程的加快,居家护理服务需求势必增大。2015年,在宁波市卫健委主导下,宁波云医院(第三方平台)为全市各级医疗机构开展"互联网＋医疗健康"提供了统一的第三方技术、服务和运营平台——"宁波云医院"平台①,以发挥其"技术＋运营"的双向赋能优势。目前,已形成线上(护理咨询门诊)和线下(居家护理服务)的闭环管理模式(图1-5-1)。该模式的主要特点如下。

---

① 该平台是由宁波市政府、市卫健委和东软熙康共同组建的"互联网＋医疗健康"服务平台,并委托具有中华人民共和国医疗机构执业许可证的实体医疗机构"宁波云医院"负责平台的整体运营。

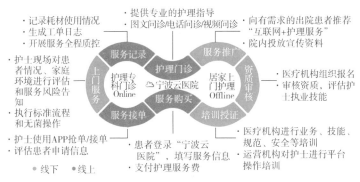

图 1-5-1 第三方技术十运营平台模式示意

(一)强调政府主导

由宁波市卫健委负责顶层设计,出台居家护理服务政策文件,为全市各级医疗机构开展互联网护理服务提供统一的服务门户、技术支撑和运营保障。宁波市护理学会、"宁波云医院"及各级各类医疗机构各司其职,严格遵守相关规定,从保障医疗护理安全、维护公众权益角度出发,加强服务全程监管,确保服务安全可靠。

(二)突出医院主体

各级各类医疗机构与"宁波云医院"签署合作协议,入驻"宁波云医院"平台,开展互联网护理服务,以医院为主体,确保"互联网十护理服务"稳步推进。在患者出入院健康教育环节,针对有需要的患者,推送"互联网十护理服务"相关内容,同时在住院病房以卡片本等形式宣传居家护理服务。医院鼓励有资质的护士积极加入护理服务的实践活动中,从而建立就医住院与居家护理的良性互动。

(三)实施区域化布局

坚持"患者为中心"的服务宗旨,遵守服务范围就近就便原则,实现"一个平台、全域覆盖"。避免单一医疗机构的护理服务的专业限制、地域限制和时间限制,以区域二、三级专科医院为龙头,以基层社区为网底,建立机构间服务上下协同机制。在护理服务中,对不同医疗机构提供的门诊或住院处理记录互相认同。针对无法及时提供服务的情况,由"宁波云医院"第一时间协调区域护理资源,确保"一个订单,全域派单"。

(四)强化专业支撑

发挥护理学会和试点医院护理管理团队的专业优势,确定护理服务项目、制订各项护理技术操作规范及各项服务管理规范,确定提供服务的护士资质要求并进行审核把关,对各项护理项目进行同质化培训、考核并发证。明确并执行护士多点执业备案流程,建立质量控制体系并监督检查和持续改进。

(五)坚持市场运营

引入市场化运营机制,建立合理、规范的利益分配机制,提供7×24小时的专业客户服务与风险管理,统一提供项目咨询、投诉答复、资源调度等服务,统一做好市场宣传和活动推广,统一实现可追溯的护理服务全程跟踪管理,以规范的薪酬管理,促进提供服务的护士的积极性。同时,提供技术服务快速迭代支撑、机构人员准入管理保障,以及耗材管理、物流管理、保险管理等运营管理支撑。

二、区域网格化三级联动居家护理服务模式(台州模式)

台州市是浙江省的一个地级市,常住人口610余万人。2017年以来,在台州市卫生健康委员会的指导下,台州市护理学会联合基层卫生协会探索构建台州模式的"互联网＋护理服务"(图1-5-2)。该模式的主要特点如下。

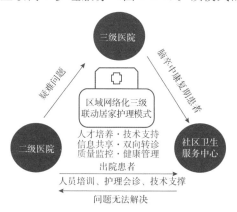

图1-5-2 区域网格化三级联动居家护理服务模式

(一)以落实分级诊疗为理念,建立区域网格化三级联动居家护理服务模式

把全市作为一个整体区域,并按行政区块划分为9个网格,搭建以社区为主体的"三级医院—二级医院—社区卫生服务中心"区域网格化三级联动居家护理服务体系,以护联体的形式,重新定位各级各类医疗机构功能,将二级及以上医院的出院患者延续护理主动下转到居住地所在的基层医疗服务机构,让社区护士为出院后的居家康复人群提供居家护理服务。同时,信

息平台实现双向转诊功能,保障了急危重症患者的有序上转,缓解基层医疗机构因诊疗能力不足导致的压力。由二级以上大型医院通过人才培养、质量监控等落实优质护理资源下沉,为社区开展居家康复护理提供有力保障,形成医疗机构间分工协作、联动服务的运行机制。

(二)以打造"0.5 公里居家护理服务圈"为目标,让社区护士成为居家护理主力军

该模式以打造"0.5 公里居家护理服务圈"为目标,根据患者居住地址自动匹配至最近的社区服务站,将居家护理服务的半径缩到最短,可以更大限度地满足出院患者的延续护理需求。

(三)以"线上申请、线下服务"为导向,建立台州市居家护理信息平台

借鉴滴滴打车 APP 运行模式,居家护理团队核心成员联合软件工程师开发台州市居家护理信息平台。该系统与医院信息系统和电子病历系统对接,包括病区管理、服务中心管理(台州市居家护理服务中心)、社区管理和患者应用等 4 个模块,分别由医院护士、服务中心专职管理人员、社区护士和患者登录使用。患者住院信息和出院后居家护理过程的信息数据,由患者出院医院、服务中心、社区医疗机构和患者共享与共同维护。各模块之间信息相通,保证不同医疗机构及其人员能及时看到患者住院期间及出院后的康复计划和居家护理实施情况。患者平台应用端对接到健康台州 APP 平台,患者在平台提交居家护理服务需求申请,服务中心人员会根据患者所在位置就近派单。同时设置有疑难会诊、转诊和随访功能,特殊患者由服务站护士通过平台申请远程会诊,服务中心专职管理人员启动疑难护理问题会诊,实施线上、线下联合评估,需要转诊的患者信息通过平台上传,实现信息动态流转。服务中心专职管理人员通过平台的随访功能定期对服务质量、患者满意度等进行评估,以此保证护理质量,实现居家护理数据化、信息化,同时也为护理质量控制提供客观数据支撑及结果分析和应用。

(四)以多方共赢为依托,获得居家护理医保报销政策

项目开展后受到多方好评,多方共赢的局面促成了《台州市基本医疗保险居家医疗护理管理办法》的出台。在浙江省率先将居家护理纳入医疗保险报销范围,同时明确收费标准,实现全市 97% 以上人员可享受居家护理保障政策,缓解了罹患疾病且行动不便特殊人群的经济负担。

第六节 宁波"互联网＋护理服务"探索与实践历程

一、宁波"互联网＋护理服务"开展背景

2015年，随着我国老龄化进程的加快，国家卫生和计划生育委员会发布的《全国护理事业发展规划（2016—2020年）》（国卫医发〔2016〕64号）指出，要开展延续性护理服务，为出院患者提供形式多样的延续性护理服务，将护理服务延伸至社区、家庭，逐步完善服务内容和方式，保障护理服务的连续性。利用移动互联网技术，通过大型医院和社区医院护理人力、专业技术整合互通，护理服务向家庭和社区延伸，使有护理服务需求的居民在社区内就能享受便捷、专业的护理服务。截至2020年年底，宁波市60周岁及以上户籍老人占户籍总人口的26.21％，其中80周岁以上户籍老人达21万人，机构养老人数约2万人，其余大部分为居家养老。另外，还有很大一部分的新生儿、孕产妇及术后康复等行动不便的人群，存在路途奔波、就诊排队、体弱到院易感染及家人陪同误工等实际困难。为解决这部分人群的护理"痛点"，2016年4月，经过前期近4个月的调研准备，宁波市卫生健康委员会（当时为宁波市卫生局）、宁波市护理学会基于"宁波云医院"平台推出了宁波"护＋"项目，并率先在宁波市江东区试点，后逐步拓展到宁波全市。2018年11月，国家卫生健康委员会康复与护理处专程调研了宁波"互联网＋护理服务"开展情况，宁波模式为国家《"互联网＋护理服务"试点工作方案》的出台提供了重要的参考依据。

二、宁波"互联网＋护理服务"探索历程

（一）宁波"互联网＋护理服务"探索过程经历了准备、试点和推广三个阶段

1.准备阶段

2015年11月至2016年3月，宁波市卫生和计划生育委员会、宁波市护理学会、"宁波云医院"进行了广泛调研，分别对护理人员和居民在互联网模式下的居家护理服务意愿开展了相关问卷调查。三方多次召开专题会议（图1-6-1），研讨开展项目、收费标准、质量标准、服务规范流程、人员培训、居家护理安全、用物提供、医疗废物处理等事宜。最终选定风险程度相对较低

的 6 项护理技术为居家护理服务项目,包括皮下注射、肌肉注射、压疮护理、造口护理、鼻胃管护理、PICC 维护,并制订了相关护理规范和收费标准,明确了各方职责。

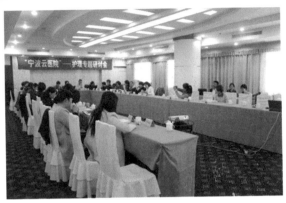

图 1-6-1 "宁波云医院"护理专题研讨会

2.试点阶段

2016 年 4 月至 2016 年 9 月,经过 4 个月的前期准备,选择江东区(即现在的鄞州区)作为试点地区(图 1-6-2),宁波市护理学会向全市发出通知,有意愿并符合资质的护士向护理学会报名,宁波市护理学会和"宁波云医院"组织培训,对首批推出的 6 项护理技术按居家服务操作标准及流程由固定的专科护士进行同质化培训。通过培训获得资格证书的护士共有 1955 人,其中 PICC(经外周静脉穿刺中心静脉置管)维护、造口护理须有医院出具操作 10 例以上的证明,方可获得资质。

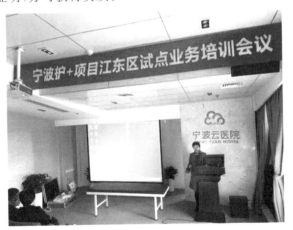

图 1-6-2 "宁波云医院"居家护理项目培训会

3. 推广阶段

2016 年 9 月至 2018 年 12 月,陆续在鄞州、海曙、江北、北仑、镇海、余姚、慈溪、奉化、高新等 9 个县市区开展"互联网＋护理服务"(图 1-6-3～图 1-6-5)。

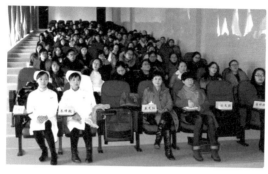

图 1-6-3　2016 年 12 月 16 日,镇海区 100 名护理人员到"宁波云医院"统一参加云医院"护十"项目培训

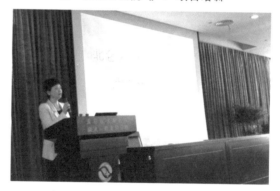

图 1-6-4　2017 年 4 月 20 日,宁波市北仑区"护十"项目启动培训会

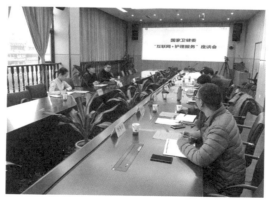

图 1-6-5　2018 年 12 月 14 日,国家和浙江省卫生健康委领导来宁波考察调研

2019年2月12日,国家卫生健康委办公厅发布的《通知》确定北京市、天津市、上海市、江苏省、浙江省、广东省作为首批试点地区。2019年4月30日,浙江省卫生健康委印发了《浙江省护士区域注册实施办法》的通知,该办法所称护士区域注册是指符合条件的护士执业注册地点由所执业的单个医疗卫生机构调整为浙江省行政区域,即护士在浙江省行政区域内任一家医疗卫生机构执业注册后,执业注册全省有效,通过备案可同时在本省行政区域内多个医疗卫生机构执业。至此,"互联网＋护理服务"有了政策上的支持。2019年5月8日,浙江省卫生健康委印发了《浙江省"互联网＋护理服务"工作实施方案(试行)》,该方案明确可以开展的"互联网＋护理服务"有健康促进、常用临床护理和专科护理3大类共31个项目。2019年10月15日,宁波市卫生健康委印发关于《宁波市"互联网＋护理服务"工作实施方案(试行)》的通知,并组织宁波市护理学会、"宁波云医院"分别召开研讨会、协调会、推进会,进一步明确医疗机构、云医院、护理学会的职责,调整"互联网＋护理服务"收费标准和激励政策,规范业务培训与考核制度,规范耗材配送和医疗废弃物处理流程等。

(二)不断完善"互联网＋护理服务"平台,保障服务安全

保证患者安全和护士人身安全是推进的关键环节。为应对风险,护理学会与平台共同制定10项制度,涉及资质、耗材、项目、风险评估、服务规范、服务评价、医疗废物处理等。在服务前,平台与医疗机构签订《"互联网＋护理服务"合作协议》,与护士签订《"互联网＋护理服务"劳务分配协议》,与患者签订《用户知情同意书》,为护士及服务对象购买保险。在服务过程中,为护士提供手机APP定位追踪系统,配备一键报警装置等,护士遇到异常情况,可进行一键报警。服务后,护士按照要求进行服务记录和医疗废弃物处理。平台也会定期进行质量抽查、考核、质量追踪、满意度回访等。探索建立服务对象黑名单制,将服务对象不良行为记入个人诚信档案。建立从业护士退出机制,对于违反相关法律法规或有不良执业行为记录的护士,及时清退。在信息技术方面,通过云医院平台、全民健康信息平台实现信息交互,可以实时调阅全民健康信息平台上居民电子健康档案,实时了解患者以往的健康情况;在信息技术监管方面,做到有迹可循,互联网上实时诊疗活动都会留下痕迹,保障护士和患者的安全。

(三)宁波"互联网＋护理服务"实践成效

截至 2022 年 9 月 30 日,宁波"互联网＋护理服务"开展线下项目 49 项(表 1-6-1),平台注册护士 6247 人,累计提供上门服务 35906 人次(图 1-6-6),线上护理门诊 8343 人次。宁波市属医疗机构 7 家,县区基层医疗机构 190 家,全部入驻"宁波云医院"平台,全面开展"互联网＋护理服务"。

表 1-6-1 宁波市"互联网＋护理服务"开展的居家护理服务项目(共 49 项)

类别	项目	类别	项目	类别	项目
基础护理 (15 项)	皮下注射	母婴护理 (10 项)	小儿推拿	中医护理 (15 项)	中药穴位贴敷
	肌肉注射		小儿捏脊		中医手法通乳
	导尿管护理		产后通乳		中医失眠推拿＋手指点穴
	血糖监测(成人)		母乳喂养专业指导		伤药外敷
	静脉采血(成人)		婴儿沐浴抚触		耳穴压豆
	鼻导管护理		新生儿脐部护理		拔罐
	保留灌肠(成人)		产后会阴伤口护理		刮痧
	PICC 护理		脐疝包扎护理		耳穴贴压、刮痧技术(头痛)
	输液港护理				
	伤口护理		新生儿测黄疸		耳穴贴压、刮痧、艾灸技术(耳鸣耳聋)
	一般灌肠		小儿推拿退黄疸		火龙罐及耳穴(更年期综合征)
	更换引流袋	眼科护理 (6 项)	眼压测量		耳穴压豆(儿童青少年近视)
	膀胱冲洗		泪道冲洗		内科失眠推拿技术(失眠)
	直肠栓剂给药		拔倒睫		刮痧、平衡罐技术(颈椎病及腰腿痛综合征)
	雾化吸入		结膜囊冲洗		
专科护理 (3 项)	管路居家护理		皮肤拆线		中医手法排乳技术(急性乳腺炎)
	压力性损伤护理		睑板眼按摩		便秘推拿技术(内科)
	造口护理				

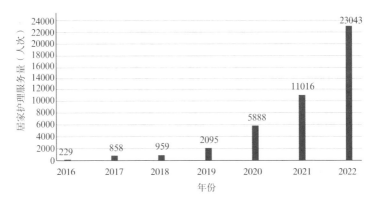

图 1-6-6 宁波市"互联网＋护理服务"居家护理服务量

第七节 "互联网＋护理服务"实体医疗机构实践

宁波大学医学院附属医院建于 1951 年 5 月,是一所集医疗、教学、科研及预防保健为一体的三级甲等综合医院,核定床位 1100 张。该医院是宁波市护理学会理事长所在单位。

医院的护理学科经过 2010 年、2016 年两轮宁波市医学重点学科的建设,到 2018 年被列为宁波市医疗卫生十大品牌学科之一,2021 年再次被列为第二轮宁波市医疗卫生品牌学科建设,科研经费达 2600 万元。学科把"老年护理""互联网＋护理服务"设立为研究主攻方向之一。医院成立了以院长为组长,由护理、医务、后勤、信息、保卫等部门组成的"互联网＋护理服务"领导小组,并建立"互联网＋护理服务"管理架构,包括分管院长—护理部—"互联网＋护理服务"办公室—各病区护士长。在宁波市卫生健康委的领导下,医院发挥学会理事长所在单位的引领作用,在实体医疗机构试点医院先行先试,探索和实践"互联网＋护理服务",省市级课题立项多项,对宁波模式实施和推广中的关键技术开展探索研究并取得成果,为上级部门提供了重要的参考依据。

2019 年 2 月 12 日,国家卫生健康委的《通知》下发后,医院对照《通知》要求,率先于 2019 年 2 月 19 日与"宁波云医院"签署了合作协议,成为全国首家"互联网＋护理服务"实体医院(图 1-7-1～图 1-7-2)。医院积极开展规范化培训、考核、发证并向宁波市卫生健康委备案,共有 377 名护士在"宁波云医院"平台注册。截至 2022 年 9 月,共提供护理服务达 3735 余人次(图 1-

7-3），为市级医院接单量之首。医院建立"互联网＋护理服务"管理平台，包括出入院管理中心、健康管理中心和"互联网＋护理服务"办公室，设专人进行"互联网＋护理服务"工作管理。2019年8月，率先开设了线上妇产科护理门诊，之后又开设了糖尿病护理、骨科护理、康复护理、脊柱护理等线上护理门诊，目前共有13个线上专科护理门诊，实现了线上、线下服务联动。

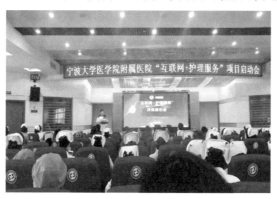

图 1-7-1　2019 年 2 月 14 日，宁波大学医学院附属医院"互联网＋护理服务"项目启动

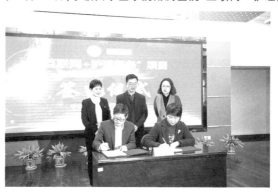

图 1-7-2　2019 年 2 月 14 日，宁波大学医学院附属医院与"宁波云医院"签署合作协议

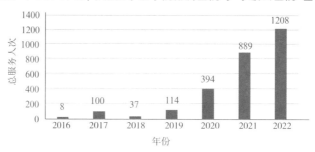

图 1-7-3　宁波大学医学院附属医院"互联网＋护理服务"服务人次统计

医院护理团队在"互联网＋护理服务"方面积极探索与实践,并开展相关研究,已有相关省市级课题立项 11 项(表 1-7-1),其中 1 项为宁波市 2025 重大科技专项,经费额度 600 万元。国内外发表相关论文 15 篇(其中 SCI 论文 3 篇,中华级期刊论文 5 篇);获实用新型专利授权 6 项(其中转化 1 项);软件著作权 8 项;出版著作 3 部。研发的"互联网＋护理服务"老年慢病随访智能干预系统取得 4 项软件著作权,并获首届浙江省护理创新大赛二等奖。

表 1-7-1 宁波大学医学院附属医院"互联网＋护理服务"相关课题

课题名称	项目来源	年份	负责人
基于移动互联网的居家延续护理模式的构建及运行机制研究	浙江省医药卫生科技平台项目	2018	盛芝仁
社区慢性阻塞性肺疾病早期预警护理信息平台构建研究	浙江省自然基金项目	2018	徐倩
宁波地区"互联网＋护理服务"老年慢病随访智能干预系统的构建及应用研究	宁波市"科技创新2025"重大项目	2019	盛芝仁
基于"互联网＋护理服务"的老年慢病用药随访平台构建及应用研究	浙江省医药卫生科技面上项目	2020	周红娣
互联网＋PICC 居家护理服务质量评价指标体系构建	浙江省医药卫生科技面上项目	2020	柳春波
"互联网＋护理服务"规范标准的构建及应用研究	浙江省自然基金项目	2020	孙凯丽
基于慢病轨迹理论和患者需求规律构建脑卒中精随访模式的探索	浙江省医药卫生科技面上项目	2021	宋晓萍
老龄化视角下:老年 COPD 患者的居家肺康复"E健康管理"模型构建及实证研究	宁波市科技公益一般项目	2021	徐倩
"互联网＋"养老机构老年肌少症运动干预管理模式构建与应用研究	宁波市科技公益重点项目	2022	柳春波
"互联网＋"背景下新生儿黄疸延续护理模式构建与实证研究	宁波市科技公益一般项目	2022	刘歆
"互联网＋护理服务"结构化智能护理记录单的设计及应用研究	浙江省医药卫生科技面上项目	2022	施春娜

"互联网＋护理服务"宁波模式得到业内同仁的关注,团队成员受邀在中华护理学会主办的全国护理管理改革创新高层论坛、中国信息网络大会上分享经验(图 1-7-4～图 1-7-6)。浙江省护理学会、上海市护理学会、中华护理学会、青岛市卫生健康委等领导班子先后来宁波交流指导(图 1-7-7～图1-7-10),国家以及省市多家媒体也进行了宣传报道(图 1-7-11～图 1-7-18)。

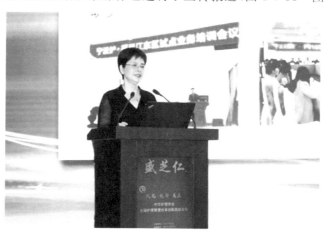

图 1-7-4　2021 年 5 月 13 日,中华护理学会全国护理管理改革创新高层论坛大会交流

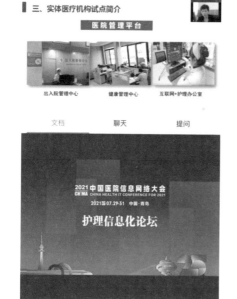

图 1-7-5　2021 年 7 月 30 日,盛芝仁
教授在中国医院信息网络大会上分享

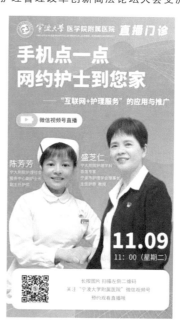

图 1-7-6　2021 年 11 月 11 日,
"互联网＋护理服务"直播门诊

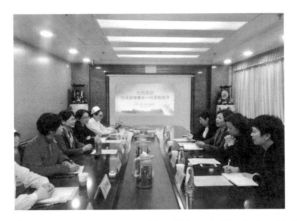

图 1-7-7　2019 年 4 月 10 日,浙江省护理学会理事长一行来宁波考察指导

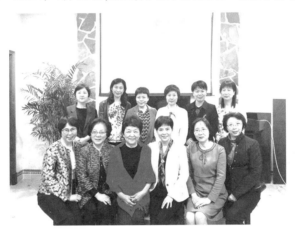

图 1-7-8　2019 年 11 月 12 日,上海市护理学会理事长一行来宁波考察交流

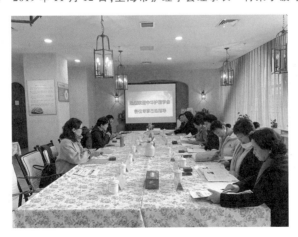

图 1-7-9　2020 年 1 月 18 日,中华护理学会理事长一行来宁波考察指导

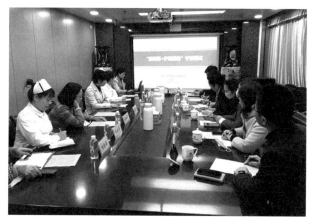

图 1-7-10　2021 年 3 月 24 日,青岛市卫生健康委及护理学会理事长一行来宁波参观交流

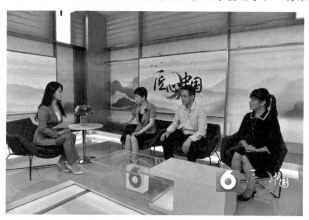

图 1-7-11　2022 年 6 月 18 日,浙江省电视台介绍宁波模式

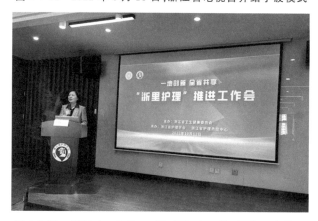

图 1-7-12　2022 年 10 月 12 日,浙江省卫健委、浙江省护理
学会召开一地创新、全省共享"浙里护理"推进会

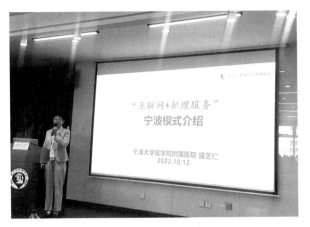

图 1-7-13　2022 年 10 月 12 日,在浙江省护理学会召开的"浙里护理"推进会上介绍宁波模式

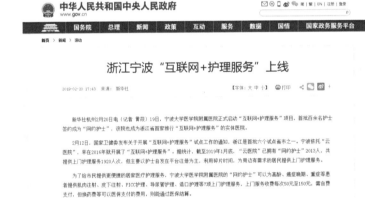

图 1-7-14　2019 年 2 月,中央人民政府网站新闻板块介绍宁波"互联网十护理服务"项目

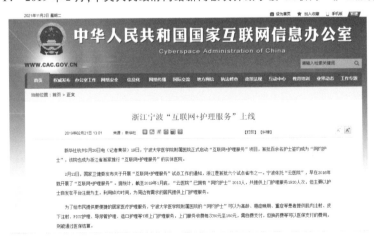

图 1-7-15　2019 年 2 月,国家互联网信息办公室网站介绍浙江宁波"互联网十护理服务"项目

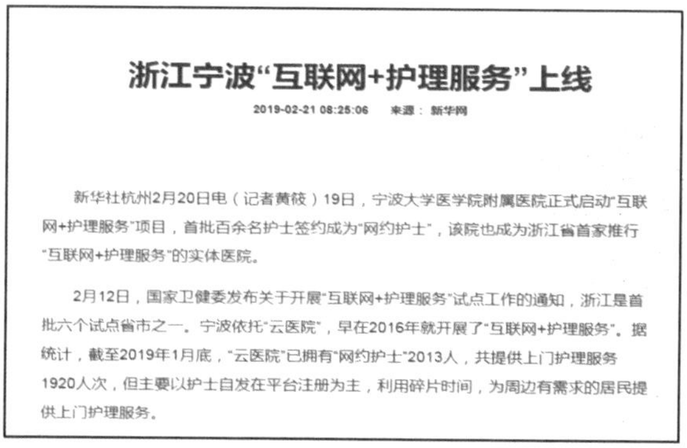

浙江宁波“互联网+护理服务”上线

2019-02-21 08:25:06　来源：新华网

新华社杭州2月20日电（记者黄筱）19日，宁波大学医学院附属医院正式启动“互联网+护理服务”项目，首批百余名护士签约成为“网约护士”，该院也成为浙江省首家推行“互联网+护理服务”的实体医院。

2月12日，国家卫健委发布关于开展“互联网+护理服务”试点工作的通知，浙江是首批六个试点省市之一。宁波依托“云医院”，早在2016年就开展了“互联网+护理服务”。据统计，截至2019年1月底，“云医院”已拥有“网约护士”2013人，共提供上门护理服务1920人次，但主要以护士自发在平台注册为主，利用碎片时间，为周边有需求的居民提供上门护理服务。

图 1-7-16　新华网媒体报道浙江宁波“互联网+护理服务”项目

浙江宁波：破冰试点“互联网+护理服务”正式上线

A+

公众普通看好服务 试点方案还需细化

央视网消息：近日，国家卫健委发文，在浙江等六个省市试点“互联网+护理服务”，也就是俗称的“网约护士”。2月20日，浙江宁波率先推出了这项服务。

根据国家卫健委的要求，提供“网约护士”

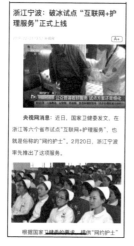

图 1-7-17　央视网对“互联网+护理服务”进行相关报道

浙江在线首页　网站地图

浙江新闻

首页　浙江　时政　人事　高层　图解　专题

您当前的位置：浙江在线 > 浙江新闻 > 浙江纵横 > 宁波 正文

宁波“护+”上线两年多后 浙江被列为“互联网+护理服务”试点

2019年02月21日 14:49:32　来源：中国宁波网　记者 陈敏

今年2月12日，国家卫健委正式发布《关于开展“互联网+护理服务”试点工作的通知》及试点方案，确定今年2月至12月在北京、天津、上海、江苏、浙江、广东等6地试点开展“互联网+护理服务”。

这则消息让宁波人看到了希望。早在2016年4月，我市已在国内率先开展基于云医院平台的“护+”，即通过整合区域内的护士资源，为有需求的居民提供上门护理。“护+”一经推出，就受到病人和家属的欢迎。然而，在过去的两年多里，这项便民服务并没有像当初很多人预言的那样红遍全市，反而陷入了推广难的境地。

采访中，有业内人士开心地说，国家卫健委的这则通知犹如及时雨，宁波“护+”或将迎来春天。

“白衣天使”飞入寻常百姓家

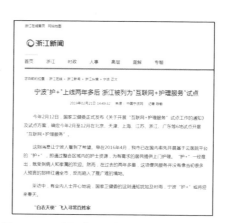

图 1-7-18　浙江新闻对“互联网+护理服务”进行相关报道

参考文献

毕东军，冯静，施欢欢等.“互联网+护理服务”在落实分级诊疗中的实践与探讨[J].中国护理管理，2021，21(1)：8-11.

李现红，任安霁.互联网+护理服务：探索与展望[M].长沙：中南大学出版社，2021.

盛芝仁，徐倩，周红娣，等.对“互联网+居家护理”护士服务意愿的调查分析[J].中华现代护理杂志，2018，24(22)：2612-2615.

第二章　县市区"互联网＋护理服务"管理模式

周红娣

随着互联网信息技术与卫生健康工作的深度融合,2018年,国家卫生健康委员会、国家发展和改革委员会等11个部门联合印发了《关于促进护理服务业改革与发展的指导意见》(国卫医发〔2018〕20号),明确提出要积极发展护理服务业,并利用互联网促进护理服务模式的改革,有条件的基层医疗卫生机构可以探索为患者提供上门护理、居家护理指导等服务。2019年和2020年,国家卫生健康委办公厅又连续印发了《关于开展"互联网＋护理服务"试点工作的通知》《"互联网＋护理服务"试点工作方案》《关于进一步加强医疗机构护理工作的通知》《关于进一步推进"互联网＋护理服务"试点工作的通知》等,以推动互联网护理行业健康发展。宁波各县市区医疗机构在国家、省市相关政策和制度的引导下,积极探索基层医疗机构"互联网＋护理服务"模式,依托城市医疗集团、县域医共体建设,建立护理联合团队,帮扶带动基层医疗机构提高护理服务能力。同时,将"互联网＋护理服务"与家庭医生签约、家庭病床、延续护理等服务有机结合,让二级及以下医疗机构在"互联网＋护理服务"中发挥更大作用。本章重点阐述县域医共体"互联网＋护理服务"管理模式。

第一节　医疗联合体管理的相关概念

一、医联体

医疗联合体(简称医联体)是指由不同级别、类别医疗机构通过纵向或横向医疗资源整合所形成的医疗机构联合组织。目前,医联体主要包括城市医疗集团(简称城市医联体)、县域医疗共同体(或者称县域医疗卫生共同体,简称县域医共体)、专科联盟、远程医疗协作网等4种组织模式。

(一)城市医疗集团(城市医联体)

城市医疗集团是城市开展医联体建设的主要模式,它以一家三级医院为牵头单位,联合若干城市二级医院、康复医院、护理院以及社区卫生服务中心,构建"1+X"医联体,纵向整合医疗资源,形成资源共享、分工协作的管理模式。有条件的地区推行医联体内人、财、物统一管理模式,促使医联体成为目标一致的共同体。不具备条件的,可在医联体内以对口帮扶、技术支持为纽带,形成松散型合作,引导优质医疗资源下沉,提升基层医疗服务能力。

(二)县域医疗共同体(县域医共体)

县域医疗共同体是农村开展医联体建设的主要模式,它是以"县医院为龙头,乡镇卫生院为枢纽,村卫生室为基础"的县乡一体化管理,并与乡村一体化有效衔接,充分发挥县医院的城乡纽带作用和县域龙头作用,形成县乡村医疗卫生机构分工协作机制,构建县、乡、村三级联动的县域医疗服务体系。

县域医共体分为四个层面,分别是服务共同体、利益共同体、责任共同体和发展共同体,这四个方面既相互关联又相互影响。比如"服务共同体"将县、乡、村三级医疗联系起来,各取所长,实现了预防、治疗和康复的联动;而"责任共同体"则明确了县级公立医院和镇卫生院各自的业务范围。其有三个特征:①有明确的区域性;②以全体居民健康为目标;③整合性,在这个区域里围绕着健康的目标,对所有的资源进行最大限度的整合。

医联体与医共体有着不同的功能定位。医联体是整合资源,联的是病,基层解决不了的病要联大医院、大专家;医共体是整合医疗机构,共的是健康,共的是居民常见疾病预防健康管理、慢病康复等。医共体起到了"上联三甲、下帮乡镇"的作用,提升了县域服务能力。

(三)专科联盟

专科联盟是医疗机构之间以专科协作为纽带形成的联合体。在区域内或者跨区域,根据医疗机构优势专科资源,以一所医疗机构特色专科为主,联合其他医疗机构相同专科技术力量,形成区域内若干特色专科中心,以提升解决专科重大疾病的救治能力,形成补位发展模式,横向盘活现有医疗资源,突出专科特色。

(四)远程医疗协作网

远程医疗协作网是由牵头单位与基层、偏远和欠发达地区医疗机构建立的远程医疗服务网络,旨在推进面为基层、偏远和欠发达地区的远程医疗服务体系建设,鼓励二级、三级医院为基层医疗卫生机构提供远程医疗服务,提升远程医疗服务能力,并利用信息化手段促进医疗资源纵向流动,提高优质医疗资源可及性和医疗服务整体效率。

二、分级诊疗

分级诊疗是指按照疾病的轻重缓急及治疗的难易程度,对疾病的诊断和治疗进行分级,不同级别的医疗机构承担不同疾病的治疗,常见病、多发病在基层医院治疗,疑难病、危重病在大医院治疗,逐步实现从全科到专业化的医疗过程。

县级医院在积极寻求与上级医院建立城市医联体的同时,通过组建县域医共体,有效整合县域内医疗卫生资源,提高县域医疗资源的配置和使用效率,加强基层医疗卫生服务能力。不同级别、不同类别医疗机构间建立目标明确、权责清晰的分工协作机制,形成责任共同体,为患者提供连续服务,并利用互联网信息技术,实现基层首诊、双向转诊、急慢分治、上下联动的分级诊疗模式。

三、家庭医生签约服务

家庭医生签约服务以全科医生为核心,以家庭医生服务团队为支撑,通过签约的方式,促使具备家庭医生条件的全科(临床)医生与签约家庭建立一种长期、稳定的服务关系,以便对签约家庭的健康进行全过程的维护,为签约家庭和个人提供安全、方便、有效、连续、经济的基本医疗服务和基本公共卫生服务。家庭医生签约服务在整合医疗资源、降低卫生服务费用、提高居民健康水平和健康素养等方面具有独特优势,被世界卫生组织称为"最适宜""最经济"的健康服务模式。

家庭医生团队主要由全科医生、乡村医生、社区护士、公共卫生医师(含助理公共卫生医师)等组成,并由二级及以上医院医师(含中医类别医师)提供技术支持和业务指导。签约服务的主要对象为慢性病患者、老年人、孕产妇、儿童、残疾人等重点人群,以及高血压、糖尿病、结核病等慢性疾病和严重精神障碍患者等。服务内容包括按需求提供基本医疗服务、公共卫生、优先预约和转诊服务、健康管理、健康评估、健康教育与咨询、药品配送与用药指导、出诊长期处方、中医药"治未病",以及因地制宜开展的其他服务。

第二节 县域医共体"互联网+护理服务"管理模式

一、县域医共体"互联网+护理服务"模式设计理念

县域医共体"互联网+护理服务"是以县域医共体建设为平台,在国家和省市"互联网+护理服务"的政策指引下,构建以医共体牵头单位(总院)为核心,成员单位(院区)联动的"互联网+护理服务"体系,秉承"线上线下、总院分院、同质管理"的原则。医共体牵头单位按照分级诊疗要求和功能定位,根据各医共体成员单位的地域特点,以及服务人群、服务半径、服务定位等实际情况,整合医共体内医疗卫生资源,通过组建护理服务团队、规范统一服务模式、完善服务流程、规范服务标准等,促进牵头医院优质护理资源下沉,将护理服务从医院内延伸至社区、家庭,推动县市区"互联网+护理服务"发展。

宁波市自2018年12月开始全面推行县域医共体建设,截至2021年年底,共建立了27家县域医共体。宁波市县域医共体"互联网+护理服务"基于宁波"互联网+护理服务"模式开展,在宁波市卫生健康委的主导下,27家县域医共体以牵头单位名义入驻"宁波云医院"平台,与"宁波云医院"签署合作协议,以牵头单位为主体,开展互联网护理服务,宁波市护理学会予以行业指导及质量监管,在县域医共体内形成了"一个平台、全域覆盖"的区域化布局,确保县市区"互联网+护理服务"稳步推进(详见第一章第五节)。

二、县域医共体"互联网+护理服务"模式构建

(一)组建服务团队

1.成立医共体"互联网+护理服务"管理团队,由医共体牵头单位(总院)护理管理中心主任或护理部主任担任组长,牵头单位护士长及各成员单

位总护士长为成员。牵头单位护理部负责建立工作模式、确定服务对象和服务项目、制订管理制度和服务流程、修订操作流程、准备居家护理服务工具及护理耗材等。

2.组建"互联网＋护理服务"服务团队,提供"互联网＋护理服务"的护士资质符合国家、省、市卫健委的相关文件要求(详见第一章第三节)。

3.由宁波市护理学会、"宁波云医院"及医共体牵头单位统筹管理,包括实施居家护理服务的护士岗前培训、考核和资质认定。

(二)明确服务对象

根据国家、省、市"互联网＋护理服务"工作实施方案,依托医共体牵头单位和各成员单位人口管辖范围,遵循服务范围就近就便原则,确定服务对象有:医共体辖区内的高龄或失能老年人、康复期患者和终末期患者等行动不便的居家人群;需要母婴护理的产妇和新生儿以及黄疸高于正常值需定时检测的新生儿;养老机构老人;家庭医生签约服务对象;"互联网＋"信息平台推送的辖区内服务对象。

(三)确立服务项目

遵循服务对象需求量大、医疗风险低、易于操作实施的原则,根据本省确定的护理服务项目,结合县域医共体工作实际情况,在充分评估执业环境和医疗风险的基础上,组织服务团队成员讨论、调研、筛选,确立服务项目清单,由医共体牵头医院制订服务项目操作流程、组织培训与考核、质量控制等。

(四)建立管理制度与服务规范

根据省、市"互联网＋护理服务"工作实施方案,结合本医共体实际情况,制订县域医共体"互联网＋护理服务"管理制度和服务规范,包括注册护士准入管理、质量与安全管理、信息安全、培训考核、医用耗材申领使用管理、医疗废物处置管理、投诉管理、风险防范、文书书写管理、突发事件应急管理及互联网护理门诊管理等内容(详见第三章)。护理耗材领用和储存由牵头医院统一管理,牵头医院配置居家护理箱,确保耗材使用的安全性。对居家护理产生的医疗垃圾进行严格分类处理,由出诊护士按照规定带回本医院统一处置。通过制度化与规范化的培训及管理,提高护士风险防范意识和应急处置能力,切实保障"互联网＋护理服务"质量与安全。

(五)开展培训与考核

由宁波市护理学会、"宁波云医院"及医共体牵头单位统筹安排,包括岗前培训、考核、资质认定和日常培训。制订培训方案,组建师资队伍,明确培训目标、培训内容、培训方式、考核方式,以提高"互联网+护理服务"护士的业务处置能力和突发情况处置水平,保障服务对象及护士的医疗安全、人身安全为宗旨。培训内容涵盖居家护理服务礼仪、护理技术操作、管理制度、服务流程、法律法规及突发应急处置等,每年组织培训考核至少1次(详见第四章)。

(六)制订服务流程

制订居家护理服务流程、线上护理门诊服务流程(详见第四章第四节、第五节)。

三、县域医共体"互联网+护理服务"模式实施路径

宁波市县域医共体"互联网+护理服务"模式的实施路经如图 2-2-1 所示。

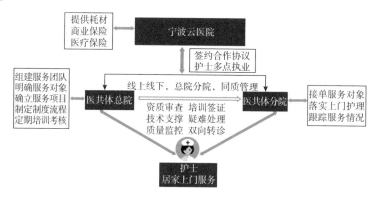

图 2-2-1　县域医共体"互联网+护理服务"运行模式

四、县域医共体"互联网+护理服务"模式的优势

(一)落实了延续护理服务

依托县域医共体建设平台,开展"互联网+护理服务",充分遵循就近服务原则,最大化利用医共体内的优质护理资源,为辖区内广大人民群众,特别是为失能老人提供居家护理服务,提升基层护理服务水平,促进医院—社

区—家庭一体化延续护理服务更加规范,服务范围和内容进一步扩大。同时,社区护士因为开展下村服务,所以对所管辖区患者更为熟悉,极大地方便了患者,满足了患者多元化的健康需求,也发挥了社区护士的职业价值,增强了社区护士的职业认同感。

(二)实现了资源整合共享

有文献报道,大型综合医院开展"互联网＋护理服务",担心护理人力资源不够,会增加本院护理人员的负担,而社区医院担心护士的能力无法很好地胜任居家护理服务。医共体模式下开展"互联网＋护理服务",实现资源整合共享、上下联动协同发展、医疗护理质量同质化管理,并进行同质化培训考核,促进了基层医院护理服务能力提升。县域医共体内护理人员互联互通,提高了人力资源的有效利用率及护理人员主观能动性和价值获得感,节约了人力成本和时间成本,缓解了人力资源紧张和医疗资源短缺,增加了社会效益和经济效益。需要强调的是,该模式的持续、良性发展,需要医院管理部门和医共体内基层医疗卫生机构的大力支持。

五、基于分级诊疗的"互联网＋护理服务"模式探索

实行分级诊疗旨在引导医疗卫生工作重心下移、资源下沉、关口前移,是解决人民看病难、看病贵的重要举措。基层医疗卫生服务能力提升是有效实施分级诊疗的重要抓手。如何让患者在转诊后获得延续的优质护理服务,也是影响分级诊疗实施的因素之一。医共体医疗资源的整合有利于分级诊疗体系的构建。

2020年12月,国家卫生健康委员会发布《关于进一步推进"互联网＋护理服务"试点工作的通知》,明确鼓励有条件的医疗机构按照分级诊疗要求,结合功能定位和实际情况,积极开展"互联网＋护理服务"试点工作。2021年8月,浙江省卫生健康委员会发布的《关于深化"互联网＋护理服务"提升居家护理服务质量的通知》,也明确要求医共体牵头单位按照分级诊疗要求,结合功能定位和实际情况,整合医共体内护理资源,统筹推进"互联网＋护理服务",为患者提供延续护理服务。

医联体背景下各级各类医疗机构功能定位如表2-2-1所示。

表 2-2-1　各级各类医疗机构功能定位

医院级别服务	功能定位
三级医院、城市医联体医疗集团	负责急危重症与疑难杂症疾病的诊疗服务
县级医院（二级医院）、医共体牵头单位	县域内常见病、多发病诊疗，以及急危重症患者抢救和疑难杂症疾病向上级医院转诊服务，开展延续护理 二级医院起着承上启下的桥梁作用
社区卫生服务中心、卫生院、康复医院、护理院、医共体成员单位	为慢性病患者、康复期患者、老年患者、晚期肿瘤患者等提供治康复护理服务，开展延续护理

分级诊疗背景下的"互联网＋护理服务"实践体现在如下两方面。

(一)浙江台州模式的"互联网＋护理服务"

台州医院主导构建了以分级诊疗为理念、以社区为主体的"三级医院—二级医院—社区卫生服务中心"的区域网格化三级联动居家护理服务模式，让社区护士成了为出院后的居家康复人群提供居家护理服务的主力军，形成"双向转诊、急慢分治、多维度联动"的运行机制。该模式在满足人民健康需求，提供便捷、优质的护理服务的同时，成为优化医疗资源配置、推动分级诊疗制度建设的重要举措，值得推广（详见第一章第五节）。

(二)广东佛山模式的"互联网＋护理服务"

广东佛山市第一人民医院探索以分级诊疗为基础，依托"互联网医院"平台，联合医联体内 2 家二级医院、2 家一级医院，构建了基于分级诊疗的医联体内"互联网＋护理服务"模式。该模式按照操作风险将居家护理服务项目划分为 4 个等级，并规定相应居家护理服务护士资质；根据护理操作风险等级，结合医联体内各医院居家护理服务护士可及的耗材种类、护理能力等，建立了分级"互联网＋护理服务"标准，制订了基于分级诊疗的"互联网＋护理服务"流程，并在保障患者安全的基础上，推行"互联网＋护理服务"。实践结果表明，该模式能够满足患者延续护理服务的需求，保障患者享受同质化护理服务，促使护理资源合理分配和有效利用。

第三节 "互联网＋护理服务"与家庭医生签约服务融合

一、家庭医生签约服务政策推进

家庭医生签约服务制度最先起源于英国,于 20 世纪 80 年代后期引入我国。2016 年 6 月,国务院医改办等 7 部委联合发布《关于印发推进家庭医生签约服务的指导意见》,标志着中国式家庭医生签约服务的探索和发展正式拉开帷幕。

2018 年,国家卫生健康委员会发布的《关于进一步做好分级诊疗制度建设有关重点工作的通知》提出,基层医疗卫生机构要稳步推进家庭医生签约服务工作,优先做好老年人、孕产妇、0～6 岁儿童、慢性疾病患者和严重精神障碍患者等重点人群的签约服务,规范对慢性病患者的健康管理。2019 年 4 月,国家卫生健康委员会发布《关于做好 2019 年家庭医生签约服务工作的通知》,要求大力推进"互联网＋家庭医生签约服务"。2020 年 6 月,我国正式实施《中华人民共和国基本医疗卫生与健康促进法》,明确提出"保基本、强基层、促健康"新要求,首次正式将家庭医生签约服务制度法律化。

为进一步完善家庭医生签约服务政策措施,加快推动家庭医生签约服务发展,2022 年 3 月,国家卫生健康委员会等 6 部委联合印发《关于推进家庭医生签约服务高质量发展的指导意见》,明确要丰富服务内容,对行动不便、失能失智的老年人、残疾人等确有需求的人群,要结合实际提供上门治疗、随访管理、康复、护理、安宁疗护、健康指导及家庭病床等服务。

2020 年 12 月,国家卫生健康委员会发布的《进一步推进"互联网＋护理服务"试点工作的通知》,要求各地卫生健康行政部门根据区域内群众重点是高龄、失能等行动不便老年人的迫切护理服务需求,统筹区域医疗资源,合理引导医疗机构增加护理服务供给;要将"互联网＋护理服务"与家庭医生签约、家庭病床、延续护理等服务有机结合,为群众提供个性化、差异化的护理服务。

二、家庭医生签约服务优势与存在问题

家庭医生签约服务以居民健康为中心、以家庭为单位、以社区为范围的

根本属性,是助推我国"健康中国"建设,促进实现为居民提供全方位、全周期健康服务目标的重要抓手。开展家庭医生签约服务也是深化医药卫生体制改革的重要任务,是转变基层医疗卫生服务模式、强化基层医疗卫生服务网络功能、更好地维护人民群众健康的重要途径。家庭医生签约服务是引导居民规范有序就医,控制医疗费用,缓解居民"看病难、看病贵"现状的有效措施。它在高血压、糖尿病等慢性病患者的健康管理及疾病防治方面发挥了明显作用,是解决我国人口老龄化、慢性病高流行等问题的良策,也是解决我国医疗资源分配不均的科学途径。

浙江省是我国最早在全省推进家庭医生签约服务的省份之一。浙江宁波市则是我国最早探索家庭医生签约服务的地区之一,已建立了相对完善的家庭医生签约服务政策体系和保障措施,并积极探索推行"互联网+"家庭医生签约服务。依托"宁波云医院"平台,家庭医生可以为签约居民开展基本医疗、公共卫生、在线问诊、预约挂号、远程医疗、健康随访、上门护理、慢病管理、健康管理、健康教育等服务,强化基层医生服务的作用与价值,提升居民的获得感。

尽管我国家庭医生签约服务起步较晚,但在新医改新政策带动下,家庭医生签约服务得到快速发展,到2020年基本实现了家庭医生签约制度的全覆盖。但是面临的同样问题与挑战在基层实践中更加凸显,制约了家庭医生签约服务的发展,主要表现为签约服务形式相对单一,服务内容大同小异,缺乏针对性的服务和干预;信息建设滞后,各级医疗机构联动不够;家庭医生开展签约服务的激励不足,工作积极性不够高;人才队伍不足,服务质量不高;医保政策支持不足;居民对签约知晓率低,签约意愿弱,签约服务覆盖人群需提高等。这些问题都需要通过改革逐步加以解决,以保障家庭医生签约服务的高质量发展。

三、基于"互联网+护理服务"的家庭医生签约服务模式探索

(一)团队融合

1.管理团队

管理团队由医共体牵头单位院长任组长,分管互联网医院副院长、护理副院长、公共卫生副院长任副组长,医务管理中心主任、护理管理中心主任、健康管理中心主任、社区办公室主任、防保科主任等成员组成,负责项目的

组织管理、协调推进、指导督查等工作。

2.服务团队

由医共体牵头单位专科护士与家庭医生团队组成虚拟团队,负责宣传、制订工作流程、项目开展等工作。

(二)服务融合

以家庭医生签约服务为切入点,将"互联网＋护理服务"项目纳入家庭医生签约服务包,增加签约对象个性化的服务需求。"互联网＋护理服务"服务人群以高龄和失能老年人、康复期患者和终末期患者等行动不便的人群和母婴人群为主,而家庭医生签约服务以慢性病患者、老年人、孕产妇、儿童、残疾人等重点人群,以及高血压、糖尿病、结核病等慢性疾病患者和严重精神障碍患者等为主要对象,两者有机结合,相辅相成,共同提高服务质量。

(三)建立工作流程

工作流程如图 2-3-1 所示。

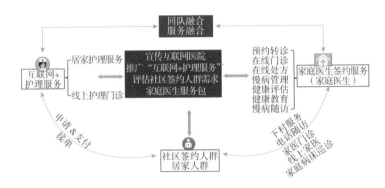

图 2-3-1　"互联网＋护理服务"暨家庭医生签约服务运行模式

(四)提升服务内涵

居家护理服务人群多以高龄和失能老人为主,这部分人群大多家中无智能设备或不会操作智能设备,造成"线上申请"困难,可以利用家庭医生签约服务团队的平台来帮助解决。同时,平台以社区家庭医生团队为载体,可以扩大宣传推广力度;以家庭为基础,更好地整体评估患者情况及需求,让居家护理服务护士对服务对象和服务环境情况更加了解,大大提高居家护理安全,同时增进护患双方之间的信任,满足群众个性化、差异化的护理服务需求,提升服务内涵,这也是"互联网＋护理服务"的宗旨。

家庭医生签约服务依托"互联网＋护理服务",推动医院优质资源下沉社区、家庭,提升家庭医生签约服务能力和效率,在服务人群和服务内容方面提质扩面,更好地满足签约居民的个性化健康需求,推动家庭医生真正成为居民健康的"守门人",提高人民群众对家庭医生的认可度和信任度。

参考文献

毕东军,冯静,施欢欢,等."互联网＋护理服务"在落实分级诊疗中的实践与探讨[J].中国护理管理,2021,15(1):8-11.

陈妙霞,江雅,李慧娟.医联体模式下护理管理实践探索[J].中国护理管理,2017,17(5):589-591.

窦雄.我国家庭医生签约服务现状问题及对策研究进展现代医药卫生[J].现代医药卫生,2021,37(2):229-232.

蒋向玲,祝小丹,张莉.基于分级诊疗的"互联网＋护理服务"模式探索[J].中国卫生质量管理,2021,28(10):8-11.

王志翊,王仲,翁杰,等.医联体全科团队对居民家庭医生签约意愿的影响研究[J].中国全科医学,2018,21(27):3389-3392.

谢红."互联网＋护理服务"的创新发展路径研究[J].中国护理管理,2019,19(7):961-964.

徐霞,吴静娜,张瑛.县域医共体慢性病分级诊疗体系建设的探讨[J].江苏卫生事业管理,2021,32(8):1004-1008.

杨琴.以医联体为载体的分级诊疗医疗服务体系下护理管理改革思路.中国护理管理,2017,17(5):580-582.

第三章 "互联网＋护理服务"管理制度

柳春波　徐　倩

第一节 "互联网＋护理服务"护士准入管理制度

一、目的

确保服务护士具备专业规范的服务能力,保障"互联网＋护理服务"安全、有效地开展。

二、范围

医疗机构、属地卫生行政部门提供"互联网＋护理服务"的注册护士。

三、相关文件

(一)《国家卫生健康委办公厅关于开展"互联网＋护理服务"试点工作的通知》。

(二)《互联网诊疗管理办法(试行)》。

(三)《互联网医院管理办法(试行)》。

(四)《浙江省卫生健康委关于印发浙江省"互联网＋护理服务"工作实施方案(试行)的通知》。

四、内容

(一)提供"互联网＋护理服务"的护士为实体医疗机构执业注册护士,并符合准入资质要求(见第一章第三节)。

（二）护士填写"互联网＋护理服务"申请表，护理部对申请参加"互联网＋护理服务"的护士进行资质审核，并统一组织上岗培训与考核。考核合格后授予"互联网＋护理服务"资格证书。

（三）获得"互联网＋护理服务"资格的护士，由护理部统一上报属地卫生行政部门进行登记备案，审核通过后获得在"宁波云医院"进行多点执业的资格。

（四）护理部将具备服务资格的护士信息提交到"宁波云医院"并录入"互联网＋护理服务"平台，为护士创建移动服务端账号。

（五）护士首次登录移动服务端，根据操作要求完成实名认证后方可提供服务。

（六）护士必须遵守职业道德和"互联网＋护理服务"规章制度、技术规范和操作流程；若违反相关规定，视情节轻重，取消服务资格或追究责任。

五、附件

"互联网＋护理服务"申请表如表 3-1-1 所示。

表 3-1-1 "互联网＋护理服务"申请表

姓名		科室		民族	
工号		性别		出生日期	
身份证号码					
邮箱			手机号		
职称			职称证书编码		
合同开始时间			合同截止时间		
执业证书编码			护士国家编码		
居住详细地址					
服务区域（区）			服务区域（社区）		
服务区域（街道）			服务项目		
科室审核意见：					
护理部审核意见：					

第二节 "互联网＋护理服务"护理质量与安全管理制度

一、目的

规范开展"互联网＋护理服务",保障护理服务质量与安全。

二、范围

所有提供"互联网＋护理服务"的医疗机构及注册护士。

三、相关文件

(一)《国家卫生健康委办公厅关于开展"互联网＋护理服务"试点工作的通知》。

(二)《浙江省卫生健康委关于印发浙江省"互联网＋护理服务"工作实施方案(试行)的通知》。

(三)《浙江省卫生健康委员会关于深化"互联网＋护理服务"提升居家护理服务质量的通知》。

四、内容

(一)建立护理部—"互联网＋护理服务"办公室—护士三级质控网络体系。

(二)制订"互联网＋护理服务"制度、流程、服务规范及护理质量评价标准,定期对"互联网＋护理服务"质量进行检查与督导,通过及时的总结与反馈,不断修订、完善各项制度、流程及护理质量检查评价标准,以实现护理质量持续改进。

(三)护士提供"互联网＋护理服务"时,应严格遵守服务规范、护理技术规范及工作流程,如实填写服务记录信息,进行自我质量控制。

(四)"互联网＋护理服务"办公室做好服务过程质控管理。对首次接单的护士、服务次数少的护士以及新开展的项目要进行上门追踪,评价全过程服务质量。

(五)"互联网＋护理服务"办公室做好服务结果质控管理。每月电话随访当月接受服务的患者或家属,抽查回访比例不低于 10%;每月统计全院"互联网＋护理服务"的服务内容、服务数量、服务人员及所在科室。

(六)护理部根据"互联网＋护理服务"办公室提供的质控检查结果,每季度分析服务对象对护理服务的评价结果,检查护士资质是否与开展项目匹配,对发生的投诉、护理不良事件及风险事件进行分析总结,不断改进流程,确保护理安全。

(七)护理部定期组织护士培训,不断提升"互联网＋护理服务"护士的服务能力和专业技能,增强突发状况下的紧急救治和应急处置能力。

(八)护理部定期开展护理质量与安全教育,提高护理人员的质量控制与风险管理意识。

(九)护理部加强与"宁波云医院"平台的沟通反馈,完善"互联网＋护理服务"满意度测评、服务价格分析、耗材药品统计、药品权限预警、医疗废弃物处理、不良事件上报等统计分析、监督管理功能。

五、附件

"互联网＋护理服务"质量评价标准(详见第五章第二节)。

第三节 "互联网＋护理服务"信息安全管理制度

一、目的

保护护患双方人员信息,保障"互联网＋护理服务"信息数据安全和信息系统运营安全。

二、范围

开展"互联网＋护理服务"的医疗机构、第三方平台及注册护士。

三、相关文件

无。

四、内容

(一)"宁波云医院"必须确保信息技术平台数据安全和相关信息隐私

保护。

（二）患者在申请"互联网十护理服务"前需填写真实的信息，正确填写服务申请相关的信息，"宁波云医院"平台要负责与公安对接实名认证并签署用户协议书。

（三）护士在通过 APP 服务端接收患者申请护理服务时，要审核服务项目、服务地址及预约服务时间，评估患者信息和服务申请信息等。

（四）护士在护理服务结束后需在 APP 服务端上如实填写服务记录信息，保证服务记录的完整性、真实性及作为医疗信息的效用。

（五）护士在提供护理服务的过程中，"宁波云医院"须保障护士个人信息安全，隐藏护士通信号码，联系患者时其号码以虚拟号码形式出现。

（六）所有人员不得以任何形式泄露患者个人信息以及有关医院、护士等不可公开的信息。

（七）对各种数据分析及统计信息内容严格保密，不得随意向外界透露。

第四节 "互联网十护理服务"护士培训考核制度

一、目的

使护士掌握"互联网十护理服务"相关的专业理论和技能、法律法规、礼仪规范、服务流程；提升"互联网十护理服务"居家护理服务能力与服务质量。

二、范围

医院护理部和提供"互联网十护理服务"的注册护士。

三、相关文件

（一）《国家卫生健康委办公厅关于开展"互联网十护理服务"试点工作的通知》。

（二）《浙江省卫生健康委关于印发浙江省"互联网十护理服务"工作实施方案（试行）的通知》。

（三）《浙江省护理质控中心"互联网十护理服务"培训大纲》。

四、内容

（一）培训对象：提供"互联网＋护理服务"的护士。

（二）培训方法：可采取线上线下理论学习和护理技能实践相结合的方式进行。

（三）培训内容

1."互联网＋护理服务"相关的法律法规、政策及规章制度。

2."互联网＋护理服务"项目的护理技术和健康指导。

3."互联网＋护理服务"的服务流程和规范。

4."互联网＋护理服务"的风险防范和应急处置。

（四）考核形式：培训后需参加理论考核和操作考核，理论考核成绩≥80分和操作考核成绩≥85分为合格，不合格者进行补考。

（五）考核通过后，由宁波市护理学会和护理部授予"互联网＋护理服务"资格证书和相应护理技术项目合格证书，方可提供"互联网＋护理服务"。

第五节 "互联网＋护理服务"医用耗材申领使用管理制度

一、目的

规范医用耗材领用、使用及管理，保障"互联网＋护理服务"安全。

二、范围

所有开展"互联网＋护理服务"的医疗机构。

三、相关文件

（一）《国家卫生健康委办公厅关于开展"互联网＋护理服务"试点工作的通知》。

（二）《浙江省卫生健康委关于印发浙江省"互联网＋护理服务"工作实施方案（试行）的通知》。

（三）《医疗机构医用耗材管理办法（试行）》。

四、内容

（一）"互联网＋护理服务"医用耗材申领使用由医院"互联网＋护理服务"办公室负责管理。

（二）护士接单后，根据接单项目到"互联网＋护理服务"办公室领取医用耗材，并做好登记。

（三）护士完成服务后在平台移动端勾选服务过程中使用的医用耗材，完成使用登记，一次性耗材使用后按照国家《医疗废物管理条例》要求处置。

（四）护士不得擅自取用科室的医用耗材进行上门护理服务，不得私自购买医用耗材直接给患者使用。

（五）"互联网＋护理服务"办公室负责每月一次对医用耗材进行出入库盘库清点，并对耗材效期进行检查，严防耗材过期。

五、附件

无。

第六节 "互联网＋护理服务"医疗废物处置管理制度

一、目的

规范护士对"互联网＋护理服务"上门服务过程产生的医疗废物的处置，防止利器伤及交叉感染。

二、范围

所有提供"互联网＋护理服务"的注册护士。

三、相关文件

（一）《医疗废物管理条例》。

（二）《医疗卫生机构医疗废物管理办法》。

（三）《医疗废物分类目录（2021版）》。

四、内容

（一）护士接单后在医院内领取一次性医用垃圾袋、利器盒，对垃圾袋或容器进行认真检查，确认无破损、无渗漏或其他缺陷，统一放置到"互联网＋护理服务"专用服务垃圾箱内。

（二）上门服务结束时，护士将产生的医疗废物按要求分类，分别放入医用垃圾袋、利器盒内，就近到社区卫生服务中心分类处理，或将医疗废物妥善携带至医院后进行分类处理。

（三）处置医疗废物时，护士需点击 APP 服务端相应功能，系统自动记录处置时间、地点等信息。

（四）严禁将医疗废物丢弃到生活垃圾中，若发现护士随意处置医疗废弃物，取消其"互联网＋护理服务"资格。

第七节 "互联网＋护理服务"投诉管理制度

一、目的

加强"互联网＋护理服务"管理，规范投诉处理程序，保障患者合法权益。

二、范围

所有提供"互联网＋护理服务"的医疗机构和第三方平台。

三、相关文件

（一）《医疗机构投诉管理办法》。

（二）《医疗纠纷预防与处理条例》。

（三）《宁波市医疗纠纷预防与处置条例》。

（四）《医院信访投诉管理制度》。

四、内容

（一）"宁波云医院"平台提供专用 400 电话应对投诉，医院内由"互联网＋护理服务"办公室统一受理投诉。

（二）服务对象投诉时,护士不得与其发生争执,全面了解投诉的真正原因及可行的解决方案,第一时间与相关人员进行沟通处理。

（三）投诉处理完成后,需对服务对象进行回访,并记录反馈结果。

（四）服务中若发生医疗纠纷,按照《宁波市医疗纠纷预防与处置条例》予以处理。

（五）"宁波云医院"平台建立双方互评机制,即患者对护理服务的满意度评价和护士对患者情况的满意度评价。

（六）护理部定期对本医疗机构服务对象反馈的情况进行综合分析,提出有效改进措施,根据情节轻重对提供"互联网＋护理服务"的护士进行相应处置,并对改进情况进行跟踪。

第八节 互联网护理门诊服务管理制度

一、目的

规范互联网护理门诊护士的服务行为,保证患者安全。

二、范围

开展互联网护理门诊的医疗机构、第三方平台和护士。

三、相关文件

（一）《国家卫生健康委办公厅关于开展"互联网＋护理服务"试点工作的通知》。

（二）《浙江省卫生健康委关于印发浙江省"互联网＋护理服务"工作实施方案(试行)的通知》。

（三）《浙江省卫生健康委员会关于深化"互联网＋护理服务"提升居家护理服务质量的通知》。

四、内容

（一）开展互联网护理门诊的护士需符合准入要求(见第一章第三节)。

（二）互联网护理门诊开展的诊疗项目,应向属地卫生行政部门备案审查,批准后方可实施。

（三）开展互联网护理门诊的护士,应向护理部提出申请、批准并备案。

（四）互联网医院为互联网护理门诊护士进行执业注册,并负责相关培训,将合格的护理人员信息录入"互联网＋护理服务"平台,为服务护士创建移动服务端账号。

（五）护士首次登录移动服务端,根据操作要求,签署"互联网＋护理服务"运营服务劳务协议后方可提供服务。

（六）在提供专科护理门诊咨询服务时,严格落实知情告知制度。服务价格标准结合实际供给和需求发挥市场议价,综合考虑信息技术成本、护士劳务技术价值和劳动报酬等因素。

（七）"互联网＋护理服务"注册护士必须遵守职业道德及技术规范,若违反相关规定,取消服务资格。

（八）对互联网护理门诊中出现的纠纷,参照"互联网＋护理服务"运营服务劳务协议中的约定,护士和云医院各自承担相应责任。

（九）护理部可通过系统后台或者管理人员端软件对专科门诊的咨询服务记录进行查阅和质量监管。

第九节　"互联网＋护理服务"突发事件应急管理制度

一、目的

确保"互联网＋护理服务"的服务安全,提高服务人员风险意识,及时妥善处理护理突发事件,降低护理不良事件的发生率。

二、范围

提供"互联网＋护理服务"的医疗机构、第三方平台和注册护士。

三、相关文件

（一）《护士条例》。

（二）《国家卫生健康委办公厅关于开展"互联网＋护理服务"试点工作的通知》。

（三）《浙江省卫生健康委关于印发浙江省"互联网＋护理服务"工作实施方案（试行）的通知》。

四、内容

（一）护理部成立"互联网＋护理服务"应急指导小组，由分管"互联网＋护理服务"的护理部副主任担任组长，"互联网＋护理服务"办公室护士长担任副组长，小组成员由专科护士组成。

（二）在到达居家护理服务点时，若发现患者有病情变化，护士应重新进行现场评估，根据病情对患者给出继续护理、推荐入院就医、建议立即就医等建议，同时做好与患者及患者家属的沟通告知工作。

（三）护士在居家护理服务现场发现问题复杂，无法独立评估时，应主动联系应急指导小组，征求小组专家意见，辅助现场评估。

（四）护理过程中或事后发生突发事件，护士应第一时间判断问题及处理，汇报应急指导小组组长，描述事件状态；应急指导小组组长根据事件的严重程度，指派相关专科小组成员给予电话或现场指导处理。

（五）事件情况危急，且居家场景难以完成服务处置时，护士应立即呼叫120急救，同时联系应急指导小组组长，描述事件状态，获得指导或做好院前急救准备。

（六）护士在现场完成突发事件的处理后，应记录此次事件的详细信息，包括发生时间、经过、应急指导小组建议、处理方式、处理结果，并提交"互联网＋护理服务"办公室及"宁波云医院"平台备案。

（七）护理部定期组织相关人员对突发的不良事件进行原因分析，提出改进措施并落实整改。

（八）"宁波云医院"平台使用信息技术明确患者身份、规范服务人员的护理行为及全流程的服务记录来规避可能发生的医疗风险。

五、附件

"互联网＋护理服务"突发事件备案表如表 3-9-1 所示。

表 3-9-1 "互联网＋护理服务"突发事件备案表

发生时间		服务项目		订单号	
护士姓名		科室		联系电话	
患者一般情况(姓名、年龄、诊断等)					
事件经过					
应急指导小组建议					
处理方式					
处理结果					
是否为不良事件		□否□是		□Ⅰ级□Ⅱ级□Ⅲ级□Ⅳ级	
如为不良事件,填写以下内容:					
事件原因分析					
整改措施					
整改后追踪评价					

第十节 护士多点执业管理制度

一、目的

规范护士多点执业行为,保障医院与护士的合法权益,确保护理质量和护理安全。

二、范围

所有在职的执业护士,不包括退休返聘人员。

三、相关文件

(一)《护士条例》。

(二)《浙江省卫生健康委关于印发〈浙江省护士区域注册实施办法〉的通知》。

四、内容

(一)护士多点执业是指本院在职的执业护士,在本院以外的医疗机构依法开展护理服务的行为。

(二)护士多机构执业应遵循确保医疗质量安全、提高服务能力、加大护理服务供给、促进护理专业发展的基本原则。支持护士到基层医疗机构、医养结合机构、社会办医疗机构执业,为出院患者、慢病患者、老年人等提供延续护理、长期护理、居家护理等紧缺护理服务,促进分级诊疗、医养结合、社会办医等工作开展。

(三)不属于护士多点执业的情况

1.对患者实施现场紧急救治。

2.由医院派遣,到医院对口支援医疗机构、医院医联体、医共体内医疗机构、医养结合机构提供护理服务。

3.由医院派遣,外出承担政府指令性任务、护理会诊、进修、学术交流及义诊活动。

(四)护士多点执业需向护理部提出申请备案,申请多点执业需满足以下基本要求。

1. 取得护士执业证书,主要执业地点在本医疗机构的护士。

2. 开展居家护理的护士符合"互联网＋护理服务"护士资质要求。

3. 能够完成医院和科室安排的各项护理工作任务。

4. 执业类别和执业范围与拟多点医疗机构的护理服务项目相符。

5. 上一年度护士能级考核合格。

6. 申请年度内,无重大护理不良事件和纠纷并承担主要责任。

(五)开展居家护理的护士需备案到"宁波云医院",由"宁波云医院"作为"互联网＋护理服务"的责任主体提供服务。

(六)护士多点执业期间的工作须按以下要求进行。

1. 合理安排工作时间,不应以开展多点执业工作为由,拒绝承担科室安排的工作任务,服从本院处理突发性公共卫生事件及护理救援工作的调遣。

2. 多点执业期间不得携带、使用本院的医疗设备、药品、耗材等物品。

3. 不应将本院的患者转至多点执业医疗机构进行延续护理。

4. 在多点执业医疗机构发生的护理不良事件和纠纷,由该医疗机构按照相关规定处理。

(七)护士在进行多点执业时如违反以下规定,将视情节轻重给予约谈、警告、通报、扣罚奖金、暂停多点执业、年度考核为不合格、延缓专业技术职务资格评审晋升、低聘等处理。

1. 未经审批备案擅自多点执业。

2. 未按照医院和科室要求承担各项护理工作任务。

3. 将应在本院治疗的患者擅自转至多点执业医疗机构。

4. 携带、使用本院的医疗设备、药品、耗材等物品。

5. 接到护理部暂停多点执业通知未立即停止多点执业。

6. 未经批准利用本单位工作时间在外多点执业。

五、附件

护士多点执业备案申请表如表 3-10-1 所示。

表 3-10-1 护士多点执业备案申请表

姓名		科室		民族	
工号		性别		出生日期	
身份证号码					
邮箱		手机号			
职称		职称证书编码			
合同开始时间		合同截止时间			
执业证书编码		护士国家编码			
多点执业单位					
多点执业范围					
服务区域(区)		服务区域(社区)			
服务区域(街道)		服务项目			
科室审核意见:					
护理部审核意见:					

第四章 "互联网＋护理服务"规范培训

胡建利　许素玲

"互联网＋护理服务"借助互联网技术为患者提供多种形式的医疗护理服务,是新形势、新技术综合应用环境下的新生事物。由于提供服务的场地由医院环境更换为家庭环境,或在互联网环境下执业,"互联网＋护理服务"在实践过程中存在着不确定性,具有一定开放性和风险性。因此,对提供"互联网＋护理服务"的护士进行相应法律法规、制度流程、职业安全、风险预测、突发事件应对、礼仪规范等内容的培训显得非常必要,是推动"互联网＋护理服务"长远健康发展的基础。

第一节　培训对象

在居家环境下提供护理服务的护士,其整体素质和业务能力的要求均高于在医院环境下提供同样服务内容的护士。在医院里,有齐全的医疗设备和强大的医疗团队作为支撑,一旦医疗行为中发生意外,强大的运作团队可以及时进行补救,而在居家环境中则需要护士进行独立处理。因此,行业主管部门对"互联网＋护理服务"护士的执业资格进行限定,从而在一定程度上保证医疗行为的安全性。根据国家和浙江省卫生健康委文件规定要求,各医疗单位将报名参加"互联网＋护理服务"并符合条件的护士作为培训对象,对其进行培训与考核,成绩合格者入选"互联网＋护理服务"人才库,每2年为一个考核周期。"互联网＋护理服务"是护士的自愿行为,符合条件的护士主动报名,服务时间为工作之外的业余时间,与单位的本职工作不能冲突。

第二节 培训内容

一、"互联网＋护理服务"礼仪

护士的良好服务形象,是建立良好护患关系的基础。护士在居家护理服务中须做到以下几个方面。

(一)准时守约

按预约时间准时上门服务,因特殊情况不能准点到达时,应及时和服务对象联系,做好沟通,取得谅解。

(二)仪态端庄

统一着装(护士服)并挂牌服务,主动亮明身份,同服务对象建立信任。注意穿有领子的衣服,着裙装时裙子过膝盖,穿平底鞋。

(三)规范语言

主动介绍自己的单位、职称、居家护理执业范围并出示有效证件。

(四)耐心宣教

操作前,耐心告知需要患者配合的事项;操作过程中,及时提醒可能对患者造成的不适应;操作后,交代清楚患者需要注意的事项。

(五)有效沟通

服务对象有任何异议均须及时沟通,尽可能地解释清楚。必要时,可寻求团队的帮助。

二、"互联网＋护理服务"法律法规

"互联网＋护理服务"本质上还是医疗服务行为,只是执业地点由医院转移到居家或线上。只要是医疗行为,势必受医疗相关的法律法规约束。因此,在对护理管理者或执业护士培训时,相关法律法规是必修课。

(一)"互联网＋护理服务"和《护士条例》的关系

护士在居家环境中和线上护理门诊中执业,所发生的医疗行为必须符合《护士条例》的规范,以保障护士和患者的合法权益,规范护理行为,促进

护患关系和谐发展,保障医疗安全。护士在第一执业地点以外的互联网第三方平台医院中执业,需要办理多点执业相关手续。根据《护士条例》,护士在居家服务中发现患者病情危急,按云医院设计的流程一键报警,并向医院"互联网＋护理服务"应急指导小组汇报(详见第三章第九节)。

(二)"互联网＋护理服务"和《医疗机构管理条例》的关系

根据《医疗机构管理条例》的规定,各级医疗单位对执业许可范围有相应规定。2019 年,浙江省卫生健康委印发《浙江省"互联网＋护理服务"工作实施方案(试行)》,将居家服务项目分为健康促进、常用临床护理项目和专科护理居家护理服务项目。方案规定了生活自理能力训练等 7 项为健康促进项目,肌肉注射等 18 项为常用基础护理项目,造口护理等 7 项为专科护理项目。根据项目的操作难易程度,对执业人员的资格分别作了规定,专科护理项目对人员的资质要求高于健康促进及常用临床护理项目。

(三)"互联网＋护理服务"和《医疗废物管理条例》的关系

国家推行医疗废物集中无害化处置,按照《医疗废物管理条例》的要求,居家护理服务中产生的医疗废物,应按不同类别分置于专用包装物或者容器,运送到医疗卫生机构或医疗废物集中处置单位。未按规定执行而造成传染病传播或者环境污染事故的,对相关人员可作行政处分;构成犯罪的,依法追究刑事责任。"互联网＋护理服务"的培训内容必须包括医疗废物收集、运送、贮存、处置等制度流程、安全防护以及紧急处理知识。执行"互联网＋护理服务"的护士必须在完成服务后把医用垃圾带回就近医疗机构规范处置(详见第三章第六节)。

(四)"互联网＋护理服务"和《患者信息及隐私保护》的关系

"互联网＋护理服务"的对象,和实体医院中的患者同样享有自身隐私信息不被非法侵犯的综合性权利。互联网医疗信息传播范围大,不可避免会触犯患者的隐私权利。相比传统医疗,互联网医疗侵犯患者的隐私时,会面临侵权主体多样性、法律条令的差异性、隐私维权困难等问题。因此,有效保护患者隐私成为互联网医疗未来发展的保障。《侵权责任法》规定"医疗机构及其医务人员应当对患者的隐私保密"。因此,应当对护理人员进行专业化素质教育,使其树立正确的医疗伦理观念,在"互联网＋护理服务"过程中,保护患者隐私,自觉维护患者权益,杜绝面对高回报的经济利益诱惑而去倒卖患者隐私事件的发生(详见第三章第四节)。

(五)"互联网＋护理服务"和《病历书写规范》的关系

国家卫生健康委员会、国家中医药管理局《关于印发互联网诊疗管理办法(试行)通知》(国卫医发〔2018〕25号)中指出,互联网医院应与实体医院一样形成全业务链条信息闭环,打通院内院间的医疗资源及患者数据,优化面向患者的各类服务。需要记录每一次"互联网＋护理服务"的过程,病历书写应当客观、真实、准确、及时、完整、规范,注意病历内容应符合疾病发生、发展、演变的规律。规范的电子签名可以保障电子病历合规,并在手机端易完成,方便快捷。互联网平台中的电子病历记录使得管理闭环化,能够全程留痕,方便患者下次就医。

第三节　培训和考核

"互联网＋护理服务"培训考核分为两部分:通用课程如服务规范、服务礼仪、服务流程等,由宁波市护理学会、云医院统一培训;专业课程如PICC护理、造口护理、留置胃管护理等,二甲及以上医院由各自医院护理部负责培训,二甲以下医院由市护理学会牵头培训考核。有培训能力的医院护理部统筹安排培训内容,制订培训方案,组建师资队伍,明确培训目标、培训内容、培训方式、考核方式,以提高"互联网＋护理服务"护士的业务处置能力和突发情况处置水平,保障服务对象及护士的医疗安全、人身安全为宗旨。

医院师资队伍由理论授课专家团队和技术操作培训考核专家组组成。理论授课专家团队由护理管理者、临床护理专家、专科护士、法务工作者、药剂专家等组成,进行相关专业授课;操作考核专家组由临床护理专家、护士长及专科护士组成,对专科护理操作进行培训和考核。

云医院培训包括护士合同签约、小程序注册、接单流程、医保规定、收费标准、服务留痕、各种保险、一键报警等内容。

培训的形式分理论授课和技术操作两部分。理论课程包括制度、流程、法律法规、应急处置、相关业务知识等,共20个学时。理论课程采用线上线下相结合,组织案例讨论、情景模拟、角色扮演、小组汇报等多种形式。培训结束后,护理部组织进行统一的理论考试,要求理论课程必须成绩合格,不合格者可以重修。理论考试合格者,可进入技术操作考核环节。

技术操作考核分成常用临床护理项目和专科护理项目。对工作 5 年以上护士、护师职称者,临床护理项目可以申请免考,由护理部核准。专科护理项目的专科性强,操作风险高,如鼻饲管更换、造口袋更换、PICC 换药等项目,对于提供上述服务项目的护士,要求在实体医院中操作次数达到 10 次以上,由本人向护理部提出申请,提交科室确认,再经操作考核专家组考核通过。在实体医院中操作次数未达 10 次者,可以对照视频学习,到专科护理门诊或专科学组中进行临床实践,在实际操作例数超过规定数后,提交操作考核专家组进行考核。理论考试及技术操作考核合格者,才能被确认具有该项操作的上岗资格。

开展"互联网十护理服务"必须持证上岗,理论考试合格、技术操作考核通过者,由护理学会和医院护理部颁发"互联网十护理服务"工作证。一人一证,正面是照片、姓名、职称和工作单位,反面是根据个人考核结果认定的"互联网十护理服务"执业服务项目。严禁护士超范围执业,若发现超范围执业,未出现后果者,收回工作证并停止执业;对造成后果者,根据相关法律法规予以处理。

第四节 居家护理服务流程

宁波市为了更好地推进"互联网十护理服务"项目,由宁波市卫健委主导,整合资源,建立统一的互联网第三方护理服务平台,促使"互联网十护理服务"安全高效开展(详见第一章第五节)。

一、注册阶段

(一)符合资质的护士自愿在执业实体医疗机构申请"互联网十护理服务",填报信息,经过执业医疗机构的护理部资质审核和培训考核,获得"互联网十护理服务"资质,执业范围一人一限定,并根据浙江省护士多点执业规定,进行市卫生健康委备案,然后与"宁波云医院"签署协议书。

(二)居民自主使用"熙心养护"小程序实名注册,云医院对注册居民进行公安实名认证审核,并与其签署用户协议书。

二、服务申请阶段

居家患者根据自我需求或医嘱,在"熙心养护"小程序提出居家护理服务需求。

(一)住院患者出院时,医护人员评估病情,对需要延续护理的患者,告知登录"熙心养护"小程序,了解服务须知、相关责任义务、知情告知等;根据系统要求选择服务项目、时间、服务对象、服务申请信息和评估凭证(可包括出院医嘱、家庭病床建床凭证、家庭医生评估凭证、养老照护评估凭证)等相关信息;下单申请可选择熟悉的医院和熟悉的护士,也可以让系统推送,并支付上门服务费。

(二)云医院平台根据居民提供所需服务项目、时间和场所,自动向护士推送订单,也可根据居民的意愿推送到指定的医院和护士。

(三)护士根据自己的时间及服务项目资质,确定接单。接单后,应审核服务申请信息,进行服务对象评估。

(四)若服务对象提供的病情情况不完整,无法确认病情是否符合上门服务规范要求,护士应主动联系患者或通过 APP 进一步询问客服人员,确定该服务是否适合上门开展。

(五)若超过 3 小时无人接单,则由运营人员主动联系可服务护士,以防止跑单。

护士接单后,系统自动对接保险公司,为本次服务购买责任保险赠送给服务人员,同时自动给护士和患者发送服务提醒短信。

三、服务等待阶段

服务人员按规定时间到达服务地址后,因服务申请者原因导致服务无法准时开始,服务人员有等待义务,等待时间不超过 30 分钟。如果等待时间超过 30 分钟,则服务自动结束。

四、服务实施阶段

(一)运营机构为通过培训的护士提供保险、工作工具(根据地方运营需求可提供工作箱、工作袋、工牌或相关服务工具)和医用耗材。

(二)耗材确认:服务人员上门前,应确认携带上门的耗材充足且耗材在保质期内,以确保服务顺利进行。

(三)装束准备:服务人员上门护理时要注意个人卫生及着装,要衣着整洁规范,携带好工作服、一次性护理服装和鞋套,工作服与私人衣物应分开存放。

(四)服务人员出发前往服务地点时,需在APP服务端上选择订单,点击"出发"按钮。

(五)服务人员到达患者家时,应穿戴鞋套并挂牌服务。在APP服务端上,选择订单,核对患者信息,评估病情,确认服务内容,点击"开始"按钮。

(六)开始护理服务前,应准备好相关耗材,穿戴工装及一次性医用帽子、口罩,根据服务规范完成服务告知,并开展护理服务。

(七)服务过程中,严格按照标准流程及无菌操作规范进行护理服务。

(八)护理服务完成后,进行健康宣教,使患者或家属能复述宣教内容,在APP服务端上填写服务记录,并登记耗材使用情况。

(九)详细记录护理过程,请患者或家属签字确认,并提醒患者完成服务评价。

(十)完成服务后,服务人员应带走服务产生的医疗垃圾,并到指定地点进行分类处理,完成服务。

(十一)"宁波云医院"负责满意度的双方互评,并及时反馈给接诊护士和所在单位护理部,以不断提高接诊的服务质量。

五、服务变更处理

(一)服务变更:包括修改服务项目、服务地址、服务时间。

(二)服务项目变更:根据服务中止规则,先终止当前服务后,重新申请新的服务项目。

(三)服务地址变更:服务开始2小时之前,服务申请者与平台客服人员联系协商处理。若需修改的服务地址超出服务范围,则执行服务中止相关规定。

(四)服务时间变更:服务开始2小时之前,服务申请者与平台客服人员联系协商处理。

第五节　线上护理门诊流程和标准

一、线上护理门诊平台功能设计

服务 APP 中设立护理门诊栏目,内容包括专家介绍、业务介绍、门诊时间和收费金额说明。患者可选择义诊室或就诊室挂号,上传问询内容和相关检验报告。义诊室患者免费咨询,所有门诊护士都能看到就诊信息,护士可主动接诊,解决患者问题。就诊时,患者根据不同的咨询方式、护士的职称、咨询时间,挂指定护士的门诊号;患者支付费用后,平台会以短信的方式推送信息至该护士手机;护士看到信息接诊,普通问诊需在 24 小时内完成问诊,快速问诊需在 3 小时内完成问诊。在不关闭 APP 通知的前提下,系统在患者下单后会实时对候诊护士进行接诊提醒,对近失效的问诊进行电话提醒和调配;如遇特殊情况,护士无法在 24 小时内(普通问诊)或 3 小时内(快速问诊)接诊,订单会因超时关闭,后台自动进行订单退款。

二、线上护理门诊运行流程

医院把"线上护理门诊"作为延续护理新举措,鼓励有资质的护士在业余时间接诊。护理部作为线上护理门诊的监管部门,对提供线上护理门诊的护士的资格进行严格审查,制定线上护理门诊制度和服务规范并组织培训,定期组织召开沟通会,解决运行过程中的问题。线上护理门诊护理专家介绍发布在"宁波云医院"平台中,方便患者找到专业对口的专家。

参考文献

国务院办公厅《关于促进"互联网＋医疗健康"发展的意见》,2018.4.

胡亚琼. 互联网医疗的发展困境和对策[J]. 医学与社会,2018,31(4):23-26.

李瑶,喻姣花. 护理不良事件讨论会在患者安全管理的实践[J]. 护理学杂志,2017,32(1):47-49.

米江梅,陈学艳,陈婷婷,等. "互联网＋护理"上门服务发展现状[J]. 护理研究,2018,32(22):3499-3502.

盛芝仁,徐倩,周红娣,等. 对"互联网＋居家护理"护士服务意愿的调查分析
　　[J].中华现代护理杂志,2018,24(22):2612-2615.

田军香,孙雪影,赵孟淑,等. 国外居家护理服务的研究进展及启示[J].中华
　　护理杂志,2019,54(4):637-640.

王艺伟. 医院医疗信息系统隐私保护研究及应用[J].电脑知识与技术,
　　2019,15(34):39-40.

魏敏,李琦,许茜,等. 社区护士为居家老人提供上门护理的现状调查及影响
　　因素分析[J].护士进修杂志,2015,30(23):2186-2188.

余华英. 分层次多元化培训模式在护理人员临床护理培训中应用效果[J].
　　中华现代护理杂志,2020(6):832-835.

第五章 "互联网＋护理服务"质量管理

施春娜 黄丽华

第一节 "互联网＋护理服务"质量控制体系

"互联网＋护理服务"护理质量高低主要取决于网约护士的业务水平，更依赖于护理管理方法是否科学、规范、有效。质量控制体系的建立可以很好地构建出一个层次分明、责任明确、全员参与的科学管理方法，因此需要建立由护理部、专职护士长（或负责人）和网约护士组成的"互联网＋护理服务"质量三级控制体系，并充分发挥三级质量控制管理的整体功能，通过自查、抽查、普查，形成严密的"自我控制"、"同级控制"、"逐级控制"质量控制网络。

一、一级质量控制

实行"互联网＋护理服务"网约护士自我质量控制。严格人员准入制度及上岗前通过培训考核是一级质量控制的关键。其次，每位网约护士应严格执行护理规章制度，遵循护理技术规范、工作流程及质量标准，进行质量自我控制。

二、二级质量控制

院内成立"互联网＋护理服务"质量控制小组，设专人管理。提供"互联网＋护理服务"的护士分散在医院各个护理单元，如果由各个护理单元护士长自行管理，会出现管理非同质化。院内成立"互联网＋护理服务"专项工作小组及"互联网＋护理服务"办公室专管机构，设立护士长或负责人，对全院"互联网＋护理服务"工作进行质量督查及控制。

三、三级质量控制

由医院护理质量与安全委员会建立专项质量管理组,控制"互联网＋护理服务"质量。三级质量控制是质控体系的核心,其职责是制定管理制度、护理质量标准、奖惩措施,检查督促质量控制小组积极有效地开展质控活动,定期或随机有重点地深入进行检查,并将检查结果与存在的问题及时反馈,提出整改要求,严格把好护理质量关。

第二节 "互联网＋护理服务"质量评价标准

目前我国"互联网＋护理服务"作为一项新型的护理服务模式,尚处在发展阶段,护理管理专家对质量管理进行积极探索。基于"互联网＋护理服务"的特点和探索实践,浙江省护理质控中心制定了"互联网＋护理服务"质量评价标准。该套质量评价标准的制定通过了现况的调研、文献的查阅、专家的函询,目前正处于初步应用中,还需要在实践应用中不断完善。

一、"互联网＋护理服务"专项质量评价(适用于护理管理部门评价)

"互联网＋护理服务"专项质量评价见表5-2-1。

表5-2-1 "互联网＋护理服务"专项质量评价

序号	评价内容	是	否	不适用	备注
	线上专科门诊				
1	获得辖区卫生行政部门许可,统一平台监管;取得互联网诊疗、互联网医院及居家护理服务准入许可,并已接入浙江省互联网医院平台				
2	建立互联网护理门诊管理制度、"互联网＋护理服务"信息安全等制度				
3	制定互联网护理门诊线上服务流程				
4	互联网线上护理专科门诊开展的护士资质符合要求				

序号	评价内容	是	否	不适用	备注
线上专科门诊					
5	互联网线上护理专科门诊开展的服务项目符合要求				
6	互联网线上护理专科门诊开展的服务项目内容与护士资质匹配				
7	统计周期内,护理专科门诊咨询人次达到多少次?(备注处填具体数值)				统计周期依据每次检查要求确定
8	医院主管部门对互联网＋护理门诊的服务内容、服务量、服务流程、服务态度等情况有检查与监管				
9	互联网护理门诊服务内容、流程等持续改进有成效,优化和推动互联网护理门诊可及性				
10	已经开展多少项线上专科门诊护理回访,回访内容包括评估门诊护理服务态度、服务行为、服务效果等情况,对门诊护理服务开展持续质量改进				
居家护理服务					
1	医疗机构建立完善的居家护理服务质量安全管理体系。建立并落实与居家护理活动相适应的质量安全管理制度				包括医疗质量安全管理制度、医疗废物处置流程、居家护理服务流程、纠纷投诉处理程序、不良事件防范和处置流程、相关服务规范和技术指南等
2	逐步开展居家护理服务内容,明确服务流程、人员岗位职责,保证居家护理服务安全、有效、有序开展				明确服务流程(护患双方身份确认)
3	明确居家护理的护士资质。实地查看上门服务的护士资质是否与开展项目匹配				落实岗前培训及考核。居家护理服务项目开展前共培训护理人员达多少人次?(备注处填具体数值)

续表

序号	评价内容	是	否	不适用	备注
	居家护理服务				
4	已经开展多少项居家护理服务项目?(备注处填具体数值)				
5	统计周期内,居家服务项目开展以来,上门服务达多少次?(备注处填具体数值)				统计周期依据每次检查要求确定
6	医疗机构要求申请者上传身份信息、病历资料、家庭签约协议等资料进行验证,制定转诊制度和绿色通道开放制度来确保患者的安全,从而进一步减少纠纷发生				
7	需对申请者进行首诊,对申请者及主要照护者的身份、疾病情况、健康需求、护理技术难度、服务环境等情况进行评估。				
8	互联网平台与辖区公安系统联网,居家上门服务的护士是否配备APP定位追踪系统、人体特征识别技术、一键报警功能等信息化技术手段,保障护士的人身安全				
9	为居家护理服务的护士购买人身意外险、医疗责任险、医疗意外险等保障护士执业安全的险种				
10	居家护理服务有记录				
11	为护士配备护理工作记录仪,便于服务行为全程可追溯,一旦发生医疗纠纷有据可查,可有效保护护患双方利益				
12	按照居家护理服务项目的工作内容携带必要的医疗用品(药品物品等),明确其取用的规范化流程				

序号	评价内容	是	否	不适用	备注
	居家护理服务				
13	居家护理服务前,配备处置医疗废物的设施设备;结束后,按标准处置医疗废物,并逐一登记				
14	医院主管部门对居家护理服务的内容、服务量、服务流程、护士服务态度等情况进行检查与监管				
15	制订纠纷投诉处理程序				
16	统计周期内,居家护理纠纷事件发生例次(备注处填具体数值)				
17	将互联网护理门诊和居家护理服务纳入本院护理质量控制体系,确保"互联网＋护理服务"质量和安全				
18	已经开展多少项居家护理回访?回访内容包括评估居家护理服务态度、服务行为、服务效果等情况,对居家护理服务开展持续质量改进(备注处填具体数值)				

二、儿科护理——"互联网＋护理服务"专科质量评价(适用于个案评价)

儿科护理——"互联网＋护理服务"专科质量评价见表5-2-2。

表5-2-2 儿科护理——"互联网＋护理服务"专科质量评价(线上专科门诊)

序号	评价内容	是	否	不适用	备注
1	依据家长提交的患儿图片、文字、视频、既往医院就诊信息等资料,详细评估患儿病情				
2	评估家庭主要照护者对患儿生长发育过程中健康管理知识及照顾技能				
3	评估不同年龄段(≥6岁)患儿的自我健康认知及管理的能力				

续表

序号	评价内容	是	否	不适用	备注
4	根据患儿现存及潜在的护理问题进行个性化的健康教育				
5	对病因或诊断不明确,病情复杂、涉及他科疾病,突发病情变化患儿提出到医院就诊建议				
6	建立专科多学科护理团队,可提供专科会诊				
7	评估患儿存在的风险因素,制定相应的应急预案				
8	告知家长发生紧急情况的处理方法和联络方式				
9	护理过程中征求患儿及家庭主要照护者的意见,并注意隐私保护				
10	门诊护理记录及时、准确、规范				
11	服务结束后,对服务项目有评价,包括服务态度、服务行为、服务效果等情况,存在问题持续质量改进				

三、腹透护理——"互联网+护理服务"专科质量评价(适用于个案评价)

腹透护理——"互联网+护理服务"专科质量评价见表5-2-3。

表5-2-3　腹透护理——"互联网+护理服务"专科质量评价

序号	评价内容	是	否	不适用	备注
	线上专科门诊				
1	依据患者提交的腹膜透析相关照片、文字、视频、医院就诊信息等资料,详细评估患者病情及居家腹透治疗情况				
2	评估患者进行居家透析环境、日常饮食水盐摄入、日常自我监测及并发症的预防、药物服用、出口处及导管情况、操作中紧急情况处理能力、医疗废物处理、APD治疗情况、透析效果综合评价等问题和自我管理知识、技能				

序号	评价内容	是	否	不适用	备注
	线上专科门诊				
3	指导患者或照护者腹膜透析操作指导、操作中污染的紧急处理、饮食指导、用药指导、日常自我监测、并发症观察及预防、腹透废弃物处理等相关内容				
4	对于有生命体征不稳定、隧道感染、导管污染及管路破损、腹膜炎、心衰及其他危及生命的情况或诊断不明确等患者提出到医院就诊的建议				
	居家护理服务				
1	居家护理服务箱内的无菌物品放置符合要求,有效期及物品质量符合要求,定位、定量、定期检查质量				
2	按照居家护理服务项目及工作内容备好工作包,内含腹透操作所需物品、医疗垃圾处置所需物品及其他护理评估所需物品				
3	居家服务前对患者生命体征、透析史、透析处方、最末次随访记录、家庭情况、服务需求进行评估,了解患者病情,及早发现潜在的安全隐患,明确符合居家护理服务要求				
4	居家护理过程中告知患者服务内容、流程、双方责任和权利以及可能出现的风险等,签订知情同意书				
5	执行居家操作类服务前提前联系患者,要求患者进行操作前环境消毒及操作相关透析液等物品准备				
6	操作前对患者操作环境、透析物品、药品等进行评估,操作条件不符合,不执行相关操作				
7	严格执行各项操作前评估,掌握操作并发症预防及处理,严格执行操作规程				

续表

序号	评价内容	是	否	不适用	备注
	居家护理服务				
8	评估居家 APD 患者治疗情况,分析治疗中机器报警原因作出正确的指导及建议				
9	诊疗服务过程中,如遇患者发生紧急情况及时与医院联系转诊				
10	居家腹透指导后有效果评价并记录				
11	评估后患者有生命体征不稳定、隧道感染、管路破损、腹膜炎、心衰及其他危及生命的情况或诊断不明确的患者,提出到医院就诊的建议				
12	实施腹膜透析相关健康教育,包括处理方法、生活注意事项、功能锻炼、并发症预防、专科护理用具使用等				
13	告知腹膜透析相关突发情况紧急处理方法和联络方式				
14	注意沟通,护理过程中、护理结束时,询问患方体验,征求患者及照护者意见和服务体验评价				
15	医疗废弃物黄色垃圾袋回收并规范处置				
16	在项目服务周期结束后,对服务项目有回访记录,回访内容包括评估居家护理服务态度、服务行为、服务效果等情况				

四、静疗护理——"互联网＋护理服务"专科质量评价(适用于个案评价)

静疗护理——"互联网＋护理服务"专科质量评价见表 5-2-4。

表 5-2-4　静疗护理——"互联网＋护理服务"专科质量评价

序号	评价内容	是	否	不适用	备注
	线上专科门诊				
1	主管部门制定静疗专科"互联网＋护理门诊"线上服务流程				

序号	评价内容	是	否	不适用	备注
	线上专科门诊				
2	依据患者提交的PORT和PICC导管相关照片、文字、视频、医院就诊信息等资料,解决患者问题				
3	针对患者存在问题,给予相关预见性健康指导				
4	指导患者PORT和PICC导管携管期间的功能锻炼、感染预防、自我管理技能等相关内容				
5	告知患者出现导管回血、感染、静脉血栓形成等突发情况的紧急处理方法和联络方式,必要时及时就诊				
6	主管部门对静疗专科"互联网＋护理门诊"实施质量安全追踪工作的落实,并有记录				
7	静疗专科"互联网＋护理门诊"开展患者服务体验评价				
	居家护理服务				
1	PORT和PICC导管维护用敷贴、消毒用品、注射用物等专柜存放,定位、定量,定期检查质量				
2	依据患者就诊资料或PORT和PICC导管照片等病史资料,明确符合居家护理要求				
3	依据患者提交PORT和PICC导管相关照片、文字、视频、医院就诊信息等资料,详细评估患者病情				
4	评估患者或照护者PORT和PICC导管自我管理的知识和技能				
5	指导患者PORT和PICC导管携管期间的功能锻炼、感染预防、自我管理技能等相关内容				

续表

序号	评价内容	是	否	不适用	备注
	居家护理服务				
6	对病因或诊断不明确、PORT 和 PICC 导管局部皮肤损伤明显、堵管等并发症严重的患者,提出到医院就诊的建议				
7	评估患者 PORT 和 PICC 导管敷贴固定、外露长度、导管回血、臂围等情况				
8	评估 PORT 和 PICC 导管维护相关风险,并制订应急预案				
9	对 PORT 和 PICC 导管维护的输液港无损伤针、敷贴、冲封管液等专科护理材料应用知情同意				
10	静疗护理服务结束后,做好相关护理记录				
11	实施 PORT 和 PICC 患者携管期间的自我管理健康指导,包括维护频率、功能锻炼、感染预防、异常情况自我监测等自我管理知识和技能				
12	告知 PORT 和 PICC 导管敷贴卷边、导管回血、感染、静脉血栓形成等突发情况紧急处理方法和联络方式				
13	注意沟通,护理过程中、护理结束时,询问患方体验,征求患者及照护者意见和服务体验评价				
14	医疗废弃物黄色垃圾袋回收并规范处置				
15	在项目服务周期结束后,对服务项目有回访记录,回访内容包括评估居家护理服务态度、服务行为、服务效果等情况				

五、母婴护理——"互联网＋护理服务"专科质量评价(适用于个案评价)

母婴护理——"互联网＋护理服务"专科质量评价见表 5-2-5。

表 5-2-5　母婴护理——"互联网＋护理服务"专科质量评价

序号	评价内容	是	否	不适用	备注
	线上专科门诊				
1	根据孕产妇及新生儿提交的照片、文字、视频、医院就诊信息等资料,详细评估患者病情				
2	明确存在的问题,并针对咨询问题正确分析和判断				
3	评估孕产妇或照护者的母婴照护及自我管理的知识和技能				
4	指导孕产妇或照护者针对性的孕期保健、母乳喂养、新生儿护理等内容				
5	对乳腺炎、新生儿营养不良等母婴异常情况正确判断,提出到医院就诊的建议				
6	服务结束后,对服务项目有评价,包括服务态度、服务行为、服务效果等情况,存在问题持续质量改进				
	居家护理服务				
1	母婴护理用品应做到四定管理(定位放置、定量储存、定人管理、定期检查),保证质量,有记录				
2	初步评估孕产妇提交的需求(如图片、视频等病史资料),明确符合居家护理要求				
3	评估孕产妇或照护者母婴照护及自我管理的知识和技能				
4	正确指导孕期保健、母乳喂养、会阴护理、产后康复、新生儿护理等相关理论知识与技能				

续表

序号	评价内容	是	否	不适用	备注
	居家护理服务				
5	与孕产妇或照护者共同制订护理方案及目标,并让患者签署知情同意书				
6	母婴护理服务结束后,做好相关护理记录				
7	对晚期产后出血、乳腺炎、伤口愈合不良、新生儿高胆红素血症等异常情况正确判断,出现病情加重及时提出到医院就诊的建议				
8	实施相关健康教育,包括处理方法、生活注意事项、功能锻炼、并发症预防、专科护理用具使用等				
9	告知相关突发情况紧急处理方法和联络方式				
10	注意沟通,护理过程中、护理结束时,询问患方体验,征求患者及照护者意见和服务体验评价				
11	医疗废弃物黄色垃圾袋回收并规范处置				
12	在项目服务周期结束后,对服务项目有回访记录,回访内容包括评估居家护理服务态度、服务行为、服务效果等情况				

六、糖尿病护理——"互联网十护理服务"专科质量评价(适用于个案评价)

糖尿病护理——"互联网十护理服务"专科质量评价见表 5-2-6。

表 5-2-6　糖尿病护理——"互联网十护理服务"专科质量评价

序号	评价内容	是	否	不适用	备注
	线上专科门诊				
1	依据患者提交的照片、文字、视频、医院就诊信息等资料,详细评估患者病情				

序号	评价内容	是	否	不适用	备注
	线上专科门诊				
2	评估患者或照护者糖尿病自我管理知识和技能,如用药依从性、血糖监测与注射技术、生活方式、家庭支持系统等				
3	指导患者或照护者自我管理的知识、技能和行为的健康指导				
4	对于血糖波动大、可能或已并发严重急慢性并发症的患者,提出到医院就诊的建议				
	居家护理服务				
1	血糖监测、扫描式葡萄糖监测等用品专柜存放,定位、定量,定期检查质量				
2	依据患者提交的糖尿病病史、治疗方案、临床指标等相关照片、文字、视频、医院就诊信息等资料,明确符合居家护理要求				
3	评估患者糖尿病自我管理的知识和技能,如用药依从性、血糖监测与注射技术、生活方式、家庭支持系统等				
4	评估患者血糖控制情况及影响因素				
5	评估糖尿病相关并发症、低血糖、高血糖发生风险,制订护理方案、目标、应急预案,告知患者在居家处理中存在的风险等内容				
6	与患者及照护者共同制订护理方案及目标并让患者签署知情同意书				
7	根据评估找出患者在知识、技能和行为上存在的主要问题,确认并实施自我管理健康指导				
8	与患者及照护者共同制订自我监测、并发症筛查、用药、饮食、运动、情绪等管理方案并记录				

续表

序号	评价内容	是	否	不适用	备注
	居家护理服务				
9	对血糖波动大、可能或已并发严重急慢性并发症的患者,提出前往医院就诊的建议				
10	实施糖尿病相关健康教育,包括自我管理、生活注意事项、锻炼、饮食、并发症预防、专科护理用具使用等				
11	告知扫描式葡萄糖监测、注射技术等相关突发情况紧急处理方法和联络方式				
12	注意沟通,护理过程中、护理结束时,询问患方体验,征求患者及照护者意见和服务体验评价				
13	医疗废弃物黄色垃圾袋回收并规范处置				
14	在项目服务周期结束后,对服务项目有回访记录,回访内容包括评估居家护理服务态度、服务行为、服务效果等情况				

七、眼科护理——"互联网＋护理服务"专科质量评价(适用于个案评价)

眼科护理——"互联网＋护理服务"专科护理质量评价见表 5-2-7。

表 5-2-7　眼科护理——"互联网＋护理服务"专科护理质量评价

序号	评价内容	是	否	不适用	备注
	线上专科门诊				
1	依据患方提交的眼部疾病的照片或视频、症状的文字或语言描述、医院就诊信息、眼科专科检查等资料,详细评估患者病情				
2	评估患者或照护者眼部疾病问题的处理和自我管理知识、技能				

序号	评价内容	是	否	不适用	备注
	线上专科门诊				
3	指导尚未就诊,自述有眼部症状的患者,根据患者或照护者对于症状的描述、眼部照片及视频,进行初步的分诊。对于非急诊者,给予相关就诊建议;对于急诊者,指导患者及照护者立即去医院眼科急诊就医;对于已就诊患者,根据具体的眼科疾病,指导患者或照护者药物使用方法、科学用眼方法、饮食护理、病情自我监测与观察、并发症的预防、定期随访要点等相关内容;对于已预约眼科手术的患者,指导患者或照护者术前用药的方法、手术前注意事项、手术配合注意事项等相关内容;对于手术后恢复期患者,指导药物使用方法、饮食护理、手术切口护理、病情自我观察及护理、定期随访要点等相关内容				
4	对于病因或诊断或病情等不明确者,提出到医院就诊的建议;对于眼外伤、突发急症等患者提出立即去医院急诊就诊的建议;对于药物治疗中的患者,症状未缓解或加重,建议到医院就诊;对于在手术预约期出现病情加重者,提出立即到医院就诊的建议;对于手术后出现高眼压、手术切口有渗出,视力、视觉等突然改变的患者,提出到医院就诊的建议				
	居家护理服务				
1	药品、物品专柜存放,定位、定量;部分眼药等需冷藏保存;如用散瞳药及缩瞳药分开放置,并明显标注,定期检查				
2	按照居家护理服务项目及工作内容备好工作包,包括药品、耗材等眼科护理用品在内的必需材料				
3	依据患者就诊信息等资料,详细评估患者病情,明确符合居家护理要求				

续表

序号	评价内容	是	否	不适用	备注
	居家护理服务				
4	评估患者的症状及所需的专科护理操作,与预后的相关因素				
5	评估处理风险,制订护理方案、目标、应急预案,告知患者在居家处理中存在的风险等内容				
6	明确告知患者服务内容、操作流程,以及可能出现的风险等,让患者签订知情同意书				
7	对病因或诊断不明确者、患者及家属有疑问者,提出到医院就诊的建议				
8	根据患者需求,针对性说明眼压测量、泪道冲洗、结膜囊冲洗、倒睫拔除、睑板腺按摩等操作的理论及应用,并有记录				
9	动态评估服务对象情况,出现病情加重及时提出到医院就诊的建议				
10	实施健康管理指导,如注意用眼卫生,并结合饮食、睡眠、情绪等自我管理知识和技能				
11	告知突发情况紧急处理方法和联络方式				
12	注意沟通,护理过程中、护理结束时,询问患方体验,征求患者及照护者意见和服务体验评价				
13	医疗废弃物黄色垃圾袋回收并规范处置				
14	在项目服务周期结束后,对服务项目有回访记录,回访内容包括评估居家护理服务态度、服务行为、服务效果等情况				

八、造口伤口失禁——"互联网十护理服务"专科质量评价(适用于个案评价)

造口伤口失禁护理——"互联网十护理服务"专科质量评价见表5-2-8。

表 5-2-8 造口伤口失禁护理——"互联网十护理服务"专科质量评价

序号	评价内容	是	否	不适用	备注
	线上专科门诊				
1	依据患方提交的造口、伤口、失禁相关性皮炎等的照片、文字视频、医院就诊信息等资料,详细评估患者病情				
2	评估患者或照护者造口、伤口、失禁相关性皮炎等问题的处理和自我管理知识、技能				
3	指导患者或照护者造口护理技巧、相关并发症预防、自我监测等相关内容;指导患者或照护者伤口换药方法及频率、营养支持、功能锻炼、相关并发症预防、自我管理等相关内容;指导患者或照护者皮肤护理方法、失禁相关功能锻炼、自我管理等相关内容;给出相关护理用具的使用建议,指导并教会患者或照护者相关护理用具的使用方法				
4	对于并发严重造口相关并发症,如造口旁疝嵌顿、造口脱垂不能自行回纳等患者,提出到医院就诊的建议;对病因或诊断不明确,伤口需要外科清创、感染蔓延、合并疾病未控制等患者,提出到医院就诊的建议;对病因或诊断不明确、经过药物或手术等治疗方法有望改善、失禁相关性皮炎继发感染的失禁患者,提出到医院就诊的建议				
	居家护理服务				
1	伤口、造口袋、失禁相关性皮炎等护理用品专柜存放,定位、定量,定期检查质量				
2	依据患者就诊资料、相关照片等病史资料,明确符合居家护理要求				
3	评估患者造口情况、发生造口相关并发症的影响因素、伤口情况及愈合影响因素、失禁相关性皮炎情况及愈合影响因素				

续表

序号	评价内容	是	否	不适用	备注
	居家护理服务				
4	评估造口相关并发症、伤口、失禁相关性皮炎处理风险,制订护理方案、目标、应急预案,告知患者居家处理中存在的风险等内容				
5	与患者及照护者共同制订护理方案及目标,并让患者签署知情同意书				
6	告知患者伤口、造口、失禁的专科护理用品的应用				
7	按照专科操作规范给予患者相应的护理并记录				
8	动态评估服务对象造口、伤口、失禁和整体的情况,出现病情加重及时提出到医院就诊的建议				
9	实施造口、伤口、失禁相关健康教育,包括处理方法、生活注意事项、功能锻炼、并发症预防、专科护理用具使用等				
10	告知造口、伤口、失禁相关突发情况紧急处理方法和联络方式				
11	注意沟通,护理过程中、护理结束时,询问患方体验,征求患者及照护者意见和服务体验评价				
12	医疗废弃物黄色垃圾袋回收并规范处置				
13	在项目服务周期结束后,对服务项目有回访记录,回访内容包括评估居家护理服务态度、服务行为、服务效果等情况				

九、中医护理——"互联网＋护理服务"专科质量评价(适用于个案评价)

中医护理——"互联网＋护理服务"专科质量评价见表 5-2-9。

表 5-2-9　中医护理——"互联网＋护理服务"专科质量评价

序号	评价内容	是	否	不适用	备注
	线上专科门诊				
1	依据患方提交的舌象及病症部位的照片、文字、视频、医院就诊信息等资料,详细评估患者病情				
2	评估患者病症情况符合适应证、排除禁忌证;指导康复影响因素及注意事项				
3	指导患者或照护者实施中医护理相关病症的自我管理健康方式,包括生活起居、饮食指导、功能锻炼等自我管理知识和技能				
4	对于并发严重疾病相关并发症的患者,如:急性化脓性乳腺炎、有出血倾向、合并多脏器功能衰竭等,提出到医院就诊的建议				
	居家护理服务				
1	中医护理操作用物专柜存放,定位、定量,定期检查质量				
2	依据患者提交的舌象及病症部位的照片、文字、视频、医院就诊信息等资料,详细评估患者病情				
3	依据患者就诊信息、舌象等病史资料,明确符合居家护理要求				
4	评估患者病症情况符合适应证、排除禁忌证;指导康复影响因素及注意事项				
5	评估患者中医护理技术实施可能存在的风险,制订应急预案				
6	与患者及照护者共同制订护理方案及目标,并让患者签署知情同意书				

续表

序号	评价内容	是	否	不适用	备注
	居家护理服务				
7	中医护理用品的应用有告知				
8	按照中医护理服务项目的操作流程规范化实施并记录				
9	动态评估服务对象病症整体的情况,对病因病机或诊断不明确、疾病有进展的患者,提出到医院就诊的建议				
10	实施中医护理相关病症的自我管理健康指导,包括生活起居、饮食指导、功能锻炼等自我管理知识和技能				
11	告知中医护理项目服务后突发情况的紧急处理方法和联络方式				
12	注意沟通,护理过程中、护理结束时,询问患方体验,征求患者及照护者意见和服务体验评价				
13	医疗废弃物黄色垃圾袋回收并规范处置				
14	在项目服务周期结束后,对服务项目有回访记录,回访内容包括评估居家护理服务态度、服务行为、服务效果等情况				

附表 5-2-1

"互联网＋护理服务"居家护理服务知情同意书

1.居家护理服务项目相关：

　　□居家护理目的　　　　□操作相关风险及注意事项

　　□病情告知　　　　　　□其他_____

2.居家护理诊疗及耗材费用：

　　□居家护理服务费　　　□居家护理耗材费　　　□其他_____

护士签名：_____

签名日期：_____年_____月_____日_____时_____分

用户同意使用上述医疗产品并支付费用,放弃使用同类低价替代产品。

用户签名：_____

授权人签名：_____

签名日期：_____年_____月_____日_____时_____分

81

第三节 "互联网＋护理服务"质量管理评价方法

一、查看资料

相关管理制度、流程、规范的建立，以及主管部门的督查、人员资质、培训的落实等，可以通过查看资料进行评价。

二、访谈护士

通过访谈网约护士，对护士掌握相关制度及流程、执业保障等进行评价。

三、现场督查

对居家护理服务整个过程实地追踪查看，评价服务质量。居家护理服务现场督查受空间、人力的限制，建议按比例进行抽样督查。但对于首次接单的护士服务、新开展项目服务必须做到现场追踪督查。

四、访谈患者/家属

电话随访或现场访谈接受过服务的患者/家属，开放式询问对服务过程的意见及建议，并使用《"互联网＋护理服务"居家护理用户体验评价表》对网络平台、护理服务及综合满意度进行测评。每一个项目按 0～5 分打分，分数越高表示越满意。评价表具体内容见附表 5-3-1。

五、第三方平台满意度互评机制

患者/家属在网约护士完成服务后，需在下单的 APP 上完成对本次服务的评价，评价选项：满意或不满意。

附表 5-3-1

"互联网十护理服务"居家护理用户体验评价

尊敬的用户：

再次感谢您选择了"互联网十护理服务"居家护理！希望您能对我们的工作做一个真实中肯的评价,选项"1～5"分别表示非常不同意、不同意、一般、同意、非常同意,在相应的选项中打"√"。您的意见和建议将帮助我们不断改善服务质量与医疗水平,提升服务品质。谢谢您的支持与配合！

网络平台

1.各系统功能清晰明了	□1□2□3□4□5
2.操作步骤简单	□1□2□3□4□5
3.解决了我就医不便的问题	□1□2□3□4□5
4.节约了我就医的时间	□1□2□3□4□5

护理服务

1.护理人员服务态度	□1□2□3□4□5
2.讲解细致、通俗易懂	□1□2□3□4□5
3.服务项目能解决我的需求	□1□2□3□4□5

综合满意度

□非常不满意　　□不满意　　□一般　　□满意　　□非常满意

您的建议与意见

_____

_____

填写日期：_____年_____月_____日

第四节　"互联网＋护理服务"质量指标

一、护理质量指标体系的构成

美国医疗质量管理之父多那比第安(Avedis Donabedian)于 1966 年开创性地提出了医疗质量评价的三维内涵,即结构质量、过程质量和结果质量。

(一)结构质量

结构质量是指医疗机构中各类护理资源的静态配置关系与效率,是护理质量的基础,也是过程质量和结果质量的保证条件。

1.组织和人员:须具有与各级医疗机构功能、任务和规模相对应的健全的护理管理体系;护理人员配置数量和素质符合行业标准,包括医护比、床护比、护患比、学历结构、职称结构和注册护士构成比等。

2.物资和设备:反映医疗机构硬件设施、医疗护理活动空间和物资设备等的达标程度。

3.知识和技术:反映医疗机构护理业务功能与水平和履行护理技术常规的达标程度,如护理人员在职培训的达标率和特殊岗位护理人员的培训率等。

4.管理与监控:包括各类护理工作制度、疾病护理常规、护理技术操作规程以及护理质量监控活动等。

(二)过程质量

过程质量是指医疗机构中护理工作动态运行的质量与效率。过程质量聚焦护理工作过程中的质量控制,旨在将偏差控制在萌芽状态,属于前馈控制。主要包括两类:

1.患者管理的环节指标:包括基础护理的合格率、特级护理的合格率、专科护理的合格率和健康教育的覆盖率。

2.护理环境和人员管理的环节指标:如病房管理的合格率、院内感染防控的合格率、急救物品准备的合格率、护理文件书写的合格率和护理技术操作的合格率等。

(三)结果质量

结果质量是指对医疗机构中护理结构与运行最终质量的测度,是对患者最终的护理结果的评价,即护理服务的结局指标,属于反馈控制。主要包括出院患者对护理服务的满意度、导尿管相关性感染的发生率、中心静脉置管相关性感染的发生率、住院患者跌倒发生率、给药差错发生率、压力性损伤发生率和抢救成功率等。

二、"互联网＋护理服务"质量指标体系的构成

作为一项新型的医疗服务模式,现阶段构建一套科学规范、适用我国国情的"互联网＋护理服务"质量指标体系势在必行。根据质量评价指标的相关文献报道,归纳以下指标。

(一)结构指标

1."互联网＋护理服务"组织管理:"互联网＋护理服务"管理制度完善率;"互联网＋护理服务"护理常规完善率;"互联网＋护理服务"操作规范完善率;"互联网＋护理服务"应急事件处置预案完善率;"互联网＋护理服务"信息平台完善率。

2."互联网＋护理服务"人员资质:专科护士资质人员构成比;本科及以上护士学历构成比;中级职称及以上护士职称构成比。

3."互联网＋护理服务"用品设备配置:"互联网＋护理服务"护理用品完好率;"互联网＋护理服务"安全设备配备率;

4."互联网＋护理服务"培训配置:"互联网＋护理服务"培训计划落实率;"互联网＋护理服务"理论培训落实率;"互联网＋护理服务"操作培训落实率;应急预案演练培训落实率。

5."互联网＋护理服务"考核:"互联网＋护理服务"考核落实率;"互联网＋护理服务"理论考核合格率;"互联网＋护理服务"操作考核合格率;应急预案演练考核合格率。

(二)过程指标

1."互联网＋护理服务"评估管理:居家环境评估落实率;患者局部评估落实率;患者全身评估落实率;患者心理社会评估落实率。

2."互联网＋护理服务"操作管理:居家护理服务操作规范执行率;居家

护理服务书写规范率;医疗废物处置规范率。

3."互联网＋护理服务"健康教育管理:护士对患者/照护者健康教育落实率;患者/照护者对健康教育知识掌握率。

4."互联网＋护理服务"流程管理:"互联网＋护理服务"派单及时率;"互联网＋护理服务"护士按时服务执行率。

5."互联网＋护理服务"人文及隐私管理:"互联网＋护理服务"患者隐私保护执行率;护士对患者档案及其家庭资料保密执行率。

(三)结果指标

1.患者/照护者方面:患者/照护者满意度;患者自我护理/家庭照护能力提升率。

2.护士方面:护士满意度;出诊护士安全事故发生率。

3.社会方面:"互联网＋护理服务"再预约率;"互联网＋护理服务"不良事件发生率;"互联网＋护理服务"投诉发生率。

参考文献

姜茂敏,高凯,郭佩佩,等. 网约护士服务满意度评价指标体系的构建[J].护理学杂志,2020,35(2):65-68.

孔令娜,胡平. 居家护理服务质量评价指标体系构建[J].解放军医院管理杂志,2021,28(5):489-491.

李梦婷,李国宏. 护理质量评价体系的研究进展[J].中国护理管理,2015,15(2):212-214.

梅阳阳,张琪,林晓琼,等. 以患者为中心的居家护理服务质量评价指标的构建[J].中华护理杂志,2021,10:1533-1539.

任志方,高学莉,王艳玲,等. 基于三维质量理论与服务质量评价模型的"互联网＋护理服务"质量评价指标体系的构建[J].中国护理管理,2022,3:391-396.

施雁. 护理质量指标的相关概念与应用[J].上海护理,2015,15(2):91-96.

谭秋红,石泽亚,李鑫,等. 基于质量三维理论构建"互联网＋护理服务"质量评价指标体系[J].中华现代护理杂志,2021,27(33):4536-4540.

汤先萍,孟宪梅,周兰姝,等. 国外居家护理质量评价指标的研究进展及启示

[J].中华护理杂志,2016,51(4):479-482.

张秀华,康璇,张翠红,等.构建护理服务质量关键指标评价体系的研究[J].护理管理杂志,2017,17(8):581-583.

庄惠人,张伟英,马丽莉,等.基于三维质量结构模式构建"互联网＋护理服务"质量评价指标体系[J].中华现代护理杂志,2021,27(25):3367-3373.

第六章 "互联网＋护理服务"风险控制

刘　歆

第一节 "互联网＋护理服务"风险的概述

"互联网＋护理服务",是对互联网医疗模式的一种构建和拓展,同时也是对我国健康保障领域的建设与完善。其服务模式为"线上申请、线下服务",该模式具有网络化、智能化、服务化、协同化等特征,但在患者接受医疗机构提供的、以互联网信息技术为基础的线上护理门诊和线下居家护理服务的过程中,从业人员和患者双方都可能遇到一些不安全事件。

居家护理服务与医院环境中的护理服务有所区别。在医院环境中是团队整体服务,一旦操作失败或者患者出现意外紧急情况,有上级医生和上级护士相互帮助完成,甚至有手术室、重症监护病房等学科的支撑。因此,从这个角度讲,居家护理服务的风险可能比医院中高,居家环境中更需要护士能够独立处理患者出现的意外情况。

提供"互联网＋护理服务"的护士要有风险意识。护士在接单之初,评估显得尤为重要。评估病情,判断可能出现的病情变化;评估操作,判断可能出现的操作失误,备齐需要的器材和药品;评估患者申请的服务项目是否在执业范围中,避免由此引起的纠纷;评估家庭环境,评估上门服务的安全性。因此,对于该项服务的风险因素识别与分析、风险防控体系的构建、应急预案的制订和落实都具有十分重要的意义,保证患者安全和护士人身安全是该项目稳步推进的重要环节。

第二节 "互联网＋护理服务"风险因素与分析

一、"互联网＋护理服务"患者风险的相关因素

(一)系统缺陷因素

互联网医院平台的功能和质量参差不齐,需要投入大量的人力、资金进行运营和维护。系统出现漏洞或者不稳定状态,会影响用户的使用,严重时可能会导致患者信息泄露或者经济损失;互联网医院平台系统操作程序过于复杂将不利于患者尤其是老年人的使用;互联网医院平台缺少服务后的质量评价体系或评价体系过于单一,将不利于供需双方的矛盾调和及服务质量的持续改进。互联网医院平台的流畅使用,受网络信号的影响,若遭受不可抗拒的因素,例如灾害天气等,会造成患者不能顺利接受服务。

(二)医疗机构因素

医疗机构缺少对从业护士的准入、清退和培训机制,或存在落实不到位的情况,难以确保护士的资质、技术,不利于患者的健康和安全。若没有相应的服务管理、质量与安全管理的制度体系,没有明确的流程或标准路径的完善,将不利于"互联网＋护理服务"工作的顺利开展。医疗机构缺乏相应应急预案,将不利于护士和医疗机构快速、准确地应对突发事件。医疗机构未设置专门接收"互联网＋护理服务"这部分服务对象的投诉的路径和机构,患者和护士一旦发生矛盾和纠纷,会激化护患矛盾,不利于医患关系的维系;医疗机构缺乏对从业护士风险评估能力的专项培训,由此加大了上门护理的难度和风险。

(三)患者因素

有"互联网＋护理服务"需求的患者年龄普遍偏大,文化程度不高,对新生事物,特别是互联网技术缺乏认知,不利于患者理解"互联网＋护理服务"的内涵和方式;"互联网＋护理服务"患者的家庭收入会影响其对服务方式的态度和选择;有的患者期望度过高,若服务难以达到其心理预期,则会影响他们对护理服务的满意度,从而引起投诉。"互联网＋护理服务"的患者对自身疾病是否适合居家护理的风险评估不足,加大了居家护理的难度和

风险。由于"互联网＋护理服务"的可及性不足,患者在使用服务前后容易产生心理焦虑、担忧而影响身体康复。

(四)护士因素

提供"互联网＋护理服务"的护士应具备一定的信息化素养,若不能熟练使用信息化技术和工具,会不利于其居家护理工作的顺利开展;提供"互联网＋护理服务"的护士应具备较高的护理技术、沟通能力、服务态度、职业道德和责任心,若相关能力不足,会引发患者对护士的不满和不信任;提供"互联网＋护理服务"的护士应具备更强的应急处理能力,若不能及时应对、沉着处理,一旦发生各种应急事故,可能会直接或间接造成对患者的人身伤害。

(五)其他因素

目前很多城市都出台了"互联网＋护理服务"工作的实施方案,但相关的法律法规还不够完善,权责划分不明确,从而阻碍了"互联网＋护理服务"的开展。有的护理操作对无菌环境的要求较高,若在操作过程中发生器具污染,会增加患者身体被感染的风险。护理后的医疗废物若处置不当,混入生活垃圾中会造成家庭环境污染,从而不利于患者及家属的健康。

"互联网＋护理服务"涉及医用耗材、交通费、服务费、保险费等开支,一次花费高于院内护理费用,各地区没有统一的定价标准,护理保险机制尚不完善,普通家庭患者会因超出预期的服务费用而产生不满的情绪,这会成为医患矛盾的隐患。

二、"互联网＋护理服务"护士风险的相关因素

(一)系统缺陷因素

护士需要在互联网医院平台注册个人信息及银行账户,一旦系统出现漏洞或者不稳定状态,可能会导致护士信息泄露或者经济损失。

(二)患者因素

"互联网＋护理服务"需要护士自行前往患者家中,存在迷路、发生交通意外的情况。另外如果患者家中有宠物,护士也存在被宠物咬伤的风险。还有患者或家属由于各种原因可能会对护士进行语言侮辱、性骚扰、暴力威胁的行为,对护士的人身安全和心理健康造成严重的危害。

(三)护士因素

护士在非医疗环境中进行护理操作,职业防护措施不如医院完备,一旦在患者家中发生职业暴露,可能会对其身体和心理造成一定程度的伤害。提供"互联网＋护理服务"的护士多为医疗机构的全职护士,他们除了承担日常医院的工作以外,多是利用夜班后的休息时间为患者提供服务,不利于护士休息,可能会对护士健康造成影响。

三、"互联网＋护理服务"服务风险的分度

临床护理服务的风险也同样存在于"互联网＋护理服务"中,护理风险的识别尤为重要。护理风险可分为以下几种。

轻度风险:立即实施又快又简单的处理措施,当资源允许时,进一步做出处理行动。

中度风险:尽可能快地采取处理措施,行动期限不得晚于一年。

高度临床风险:尽可能快地采取处理措施,行动期限不得晚于半年。

极高临床风险:采取紧急行动,包括通知医院高层领导,立即组织实施各种补救措施。

四、风险影响

(一)风险事件对人的影响

风险事件对人的影响见表 6-2-1。

表 6-2-1 风险事件对人的影响

潜在影响		定义
0	无伤害	对健康没有伤害
1	轻微伤害	对个人工作和完成目前劳动没有伤害
2	小伤害	对完成目前工作有影响,如某些行动不便或需要一周以内的休息才能恢复
3	重大伤害	导致对某些工作能力的永久丧失或需要经过长期恢复才能工作
4	一人死亡	一人死亡或永久丧失全部工作能力
5	多人死亡	多人死亡

(二)风险事件对财产的影响

风险事件对财产的影响见表6-2-2。

表6-2-2　风险事件对财产的影响

潜在影响		定义
0	无损失	对财产、设备没有损坏
1	轻微损失	对设备使用没妨碍,只需要少量的修理费用
2	小损失	给设备操作带来轻度不便,需要停工修理
3	局部损失	设备局部损害,修理后可以重新开始
4	严重损失	设备部分丧失,必须停工
5	特大损失	设备全部丧失或报废,大范围损失

(三)风险事件对公众的影响

风险事件对公众的影响见表6-2-3。

表6-2-3　风险事件对公众的影响

潜在影响		定义
0	无影响	没有社会公众反应
1	轻微影响	公众对事件有反应,但是没有公众表示关注
2	有限影响	受到一些当地公众关注或一些指责;一些媒体有报道
3	很大影响	引起整个区域公众的关注,大量的指责,当地媒体大量反面的报道;国家媒体或当地/国家政策的可能限制措施或许可证影响;引发群众集会
4	国内影响	引起国内公众的反应,持续不断的指责,国家级媒体的大量负面报道;地区/国家政策的可能限制措施或许可证影响;引发群众集会
5	国际影响	引起国际影响和国际关注;媒体大量反面报道或国际政策上的关注;受到群众的压力;对承包方或业主在其他国家的经营产生不利影响

第三节 "互联网＋护理服务"风险防控与体系构建

一、"互联网＋护理服务"风险的预警和处理

（一）建立"互联网＋护理服务"专管部门

设立一个具有管理、指挥、调度等职能的专门科室，是保障"互联网＋护理服务"工作顺利开展的前提条件。医院应做好该部门的建设，完善其职能、服务流程、规章制度、应急预案等，在统一组织架构下进行护士的筛选、考核、培训、调度、监管，处理投诉等工作，以及制定护理文书书写规范、医疗废物处置流程等各项文件。

（二）护士的筛选和管理

开展"互联网＋护理服务"护士必须符合资质要求（详见第三章第一节）。有明确的准入、清退原则，将有违反过相关规定的、不良执业行为记录的护士予以清退；一旦护士收到投诉次数超过规定，经核实后，该护士不得再次从事"互联网＋护理服务"。明确"互联网＋护理服务"的工作流程、知晓并熟练掌握应急处理预案，定期组织各种应急事件演练，提高应急处理能力；制订规范的服务话术，以提升护士在沟通协调方面的能力；加强护士职业道德建设，保障患者隐私，尤其有精神疾病或梅毒、艾滋等传染性疾病的患者；充分发挥专科护士的职业价值，给有能力的护士更多机会，以减少人才的流失；制订考评机制，定期对护士进行考核。对考核不达标的护士有针对性地开展培训；对于多次不达标的护士，取消其居家护理服务的资格。

（三）建立应急指导团队

提供"互联网＋护理服务"的医疗机构应建立应急指导团队，一旦面临突发意外，可以启用由多学科部门组建的后备援助团队力量，以确保"互联网＋护理服务"的安全进行。

（四）明确风险评估

"互联网＋护理服务"护士申请服务前应对患者的疾病状况和护理需求进行全面评估，明确告知服务内容、流程、收费标准、可能存在的风险及风险等级、权责明细，并让患者签署知情同意书。出诊前，护士和医疗机构需对

患者进行风险评估,主要包括患者及家属是否有精神病史或暴力倾向、是否吸食毒品、是否有宠物、交通是否便利、服务信号是否通畅等。若患者有不适合的护理操作应及时告知,并向家属交代清楚,或给出其他建议方案,避免产生不必要的纠纷。

(五)规范服务范围

结合医院的实际能力和现实情况,根据《服务项目与价格管理制度》提供相应服务。应避免静脉输液、特殊途径给药等高危操作。

(六)加强与互联网平台的合作与沟通

不断完善互联网医院预约平台的功能,加大对平台的投入和维护力度,全程信息化监督管理,开发智能化工作量统计系统、病历资料存储系统等,为"互联网＋护理服务"工作增加便捷性。做到服务全程数据留痕,有迹可循,运用指纹识别、人脸识别系统等多种身份认定方式;注重评价主体的多元化,完善"互联网＋护理服务"的服务评价体系,促进护患之间的互相监督、互相理解,让护患关系更融洽,共同促进服务质量的提升,落实护患双方评估制度,保障护患双方的人身安全。

(七)合理确定服务费用

结合医院和地区实际情况合理定价、明码标价,对于每项服务和耗材的费用明细进行公示。加快完善长期护理保险机制,有效减少患者经济负担。

(八)保障护士安全

为"互联网＋护理服务"护士配备便携式工作记录仪、手机定位装置、一键报警装置,并与公安系统联网互通。一旦护士发生任何意外,能最大程度地保障护士的人身安全。

(九)妥善处理投诉

开设"线上＋线下"投诉途径,设立投诉专员,以公平、公正的原则负责处理各种投诉纠纷,同时向患者和家属做好解释和安抚工作;定期收集患者和家属的反馈意见,上报、核实并落实整改。

(十)制订应急预案

提供"互联网＋护理服务"的医疗机构应制订应急预案,预案应涉及患者在家中发生跌倒、坠床、心搏骤停、非计划性拔管、过敏性休克等情况的应急处理；护士在服务途中突发交通事故或因天气、信号等问题迟到，护士被患者宠物咬伤，被患者或家属攻击及护士发生职业暴露等情况。不断完善应急预案和服务标准流程，能最大限度保障护患双方的人身安全，减少损失。

（十一）启用服务对象诚信档案

对于患者或其家属有骚扰、语言暴力、威胁、攻击，使用虚假、冒用他人身份信息，拒绝交费、恶意爽约等行为，将其不良行为记录于诚信档案，不再对其提供相应服务。

（十二）购买护患双向保险

互联网医院平台和医疗机构与正规保险公司合作，为每单所服务的患者和从业护士购买意外险、责任险，减少双方顾虑，切实保障双方安全。

（十三）注重社会舆论的宣传和正面引导

提升社会群体对"互联网＋护理服务"知晓度，社会媒体树立正面的舆论导向，维护和谐的医患关系，为"互联网＋护理服务"服务的顺利开展营造良好的舆论环境。

二、常见"互联网＋护理服务"风险的应急预案

提供"互联网＋护理服务"的医疗机构，应成立"互联网＋护理服务"应急指导小组。小组成员具备涵盖医疗机构所提供"互联网＋护理服务"的专业技能及其他意外事件的处置能力，可以根据护理行为中出现的各种情况进行及时分析，指导现场护士进行处理。小组成员实行值班制，电话时刻保持通畅，确保第一时间接通并给予现场护士工作指导。护士在到达患者居家护理服务地址时，若患者病情变化，护士应重新进行现场评估，根据病情对患者给出继续护理或立即就医等建议。做好与患者及患者家属的沟通告知工作。事件情况危急，且居家场景难以完成处置时，应立即呼叫120急救。同时联系应急指导小组，描述事件状态，获得指导或做好院前急救准备。护士在完成突发事件的处理后，应及时记录此次事件的详细信息，包括：发生时间、起因、应急指导小组建议、处理方式、处理结果。医疗机构对该事件进行备案、跟踪，必要时对事件进行回顾、分析、整改，提高服务能力和保证服务安全。

(一)过敏性休克应急预案

过敏性休克应急预案见图 6-3-1。

1.在接单评估时,详细询问过敏史。

2.一旦出现过敏性休克症状,立即停药,安置患者于平卧位,头侧一边,注意保暖。

3.评估患者生命体征,是否需要送医院抢救。

4.如需送医院进一步处理,通知家属拨打 120,告知正确详细的地址及病情。

5.心跳呼吸骤停者,立即予心肺复苏。

6.如暂无须送医,予以继续观察生命体征,封存药物,交主管部门处理。

7.病情变化及抢救经过写在云医院平台接单记录中。

8.向患者及家属做好解释安慰,并向云医院平台和执业医疗机构汇报事件经过。

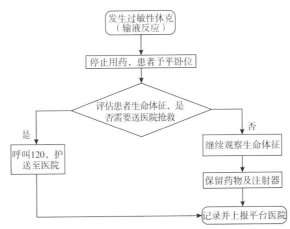

图 6-3-1 过敏性休克应急预案

(二)心跳呼吸骤停应急预案

心跳呼吸骤停应急预案见图 6-3-2。

1.病情评估:双手拍打患者双肩并呼唤患者,判断有无反应;通过耳听面感评估患者呼吸情况。触摸颈动脉搏动消失,即刻进行心肺复苏。

2.呼救,通知家属拨打 120,告知正确详细的地址及病情。

3.解开患者衣扣及腰带,置患者于硬板上平卧。

4.采用仰头举额开放气道,清除气道内分泌物。

5.进行胸外心脏按压,心脏按压与人工呼吸之比为 30∶2。

6.严密观察病情,评估复苏效果

7.心肺复苏成功后,病情及抢救经过准确写在云医院平台接单记录中。

8.向患者及家属做好解释安慰,并向云医院平台执业医疗机构汇报事件经过。

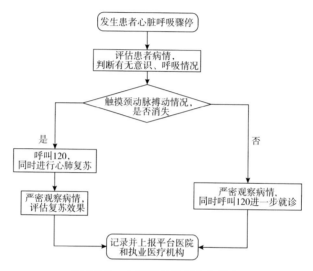

图 6-3-2　心跳呼吸骤停应急预案

(三)患者坠床/跌倒时的应急预案

患者坠床/跌倒时的应急预案见图 6-3-3。

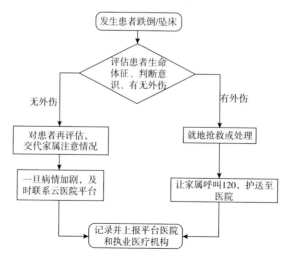

图 6-3-3　患者坠床/跌倒时的应急预案

1. 患者不慎坠床/跌倒,初步判断患者的情况,如测量血压、判断患者意识、查看有无外伤等。

2. 病情允许将患者移至床上。

3. 评估患者无跌倒或坠床造成的损伤,交代家属继续注意患者情况,一旦患者有疼痛加剧或意识不清,及时联系云医院平台。

4. 评估患者需要进一步检查排除跌倒引起的损伤,通知家属拨打120,告知正确详细的地址及病情。

5. 病情及抢救经过准确写在云医院平台接单记录中。

6. 向患者及家属做好解释安慰,并向云医院平台和执业医疗机构汇报事件经过。

(四)患者发生躁动时的应急预案

患者发生躁动时的应急预案见图6-3-4。

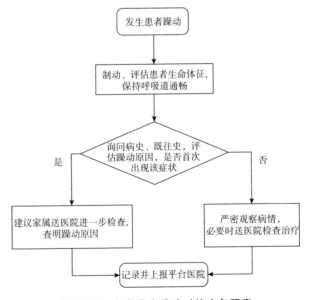

图6-3-4 患者发生躁动时的应急预案

1. 当发现患者突然躁动,立即说服并制止约束患者,防止发生意外。

2. 评估患者生命体征,保持呼吸道通畅。

3. 询问病史,是否有既往史,并评估躁动的原因。如果是第一次出现症状,建议送医院进一步检查,查明躁动的原因。

4. 将病情及抢救经过准确写在云医院平台接单记录中。

(五)低危导管意外滑脱应急预案

低危导管意外滑脱应急预案见图 6-3-5。

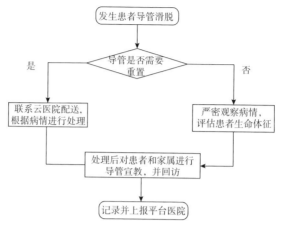

图 6-3-5　低危导管意外滑脱应急预案

1.一旦发生导管滑脱,保持局部伤口的无菌状态,预防感染。

2.评估导管是否需要重置,如无必要,加强病情观察;如有必要,联系云医院配送物资,根据病情进行处理。

3.评估生命体征,将病情及处理经过准确写在云医院平台接单记录中。

4.处理后对患者及家属进行宣教,使其了解预防导管滑脱的意义,做好回访。

(六)患者发生低血糖预案

患者发生低血糖预案见图 6-3-6。

1.患者出现低血糖症状,有条件者测定血糖水平,以明确诊断;无法测定血糖时,按低血糖处理。

2.意识障碍者,通知家属拨打 120,告知正确详细的地址及病情。

3.意识清楚者,予口服糖水 200mL,每 15min 监测血糖一次,评估血糖是否正常。

4.评估生命体征,将病情及处理经过准确写在云医院平台接单记录中。

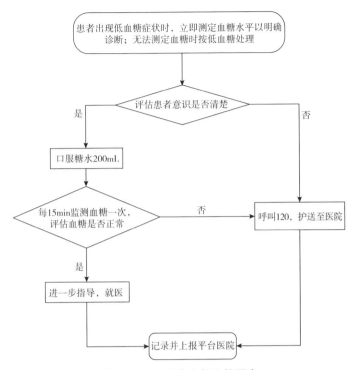

图 6-3-6 患者发生低血糖预案

(七)发生针刺伤应急预案

发生针刺伤应急预案见图 6-3-7。

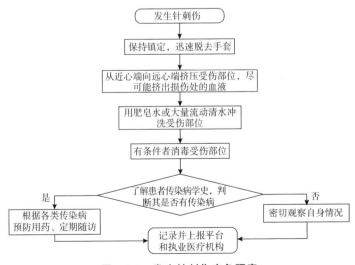

图 6-3-7 发生针刺伤应急预案

1.保持镇静,迅速脱去手套。

2.立即用健侧手从近心端在伤口旁轻轻挤压受伤部位,使部分血液排出,尽可能挤出损伤处的血液。禁止进行伤口局部的来回挤压或按压,以免产生虹吸现象,将污染血液吸入血管,增加感染机会。

3.用肥皂水或大量流动清水冲洗污染的受伤部位。

4.有条件者受伤部位应用75%乙醇或者0.5%聚维酮碘(碘伏)或安尔碘进行消毒,使用防水敷贴包扎伤口。

5.询问及查看病历了解患者传染病学史,并做相应处置。

6.向云医院平台执业医疗机构汇报事件经过。

7.预防用药、定期随访。

三、"互联网十护理服务"风险防控体系构建

为确保"互联网十护理服务"模式安全、有效、有序地开展,相关部门应制定"互联网十护理服务"行业标准、质量控制、医疗质量管理制度、护理管理制度、医疗风险防范制度、个人隐私保护和信息安全管理制度等相关服务规范和法律法规。建立完善的监管架构,规定医疗机构与互联网平台双方的服务范畴和模式、权力与责任的界定。同时建立居家医疗废物处理流程、纠纷投诉处理机制、居家护理服务流程、服务对象双评估制度等。

提供"互联网十护理服务"的医疗机构通过风险分度对风险进行识别;通过对护士的专科技能、法律意识和防范风险意识的培训,提升评估风险的能力;采用质量指标分析、调查问卷法、护理文书抽检、不定期组织专业考试等风险管理技术进行风险管理。应用计算机对风险管理手段的适用性和效益性进行分析、检查和修正,为下一个周期提供更好的决策。

参考文献

安健,刘国栋,刘勇,等.互联网医院风险管理的框架研究[J].中国医院管理,
　　2020,40(9):61-63.

陈齐,黎蔚华.互联网十护理服务背景下护士执业安全风险及对策[J].护理
　　学报,2020,27(24):15-18.

衡敬之,徐正东.互联网分级诊疗的法律风险分析与防控对策[J].中国卫生

事业管理,2018(11):834-838.

孔祥霞.论互联网医疗模式下医院财务风险防范与控制[J].财会研究,2020(28):130-131.

马文瑞,于凯,姜茂敏.互联网医疗患者隐私保护对策探讨[J].中国卫生事业管理,2021,38(5):366-389.

秦毅,沈红五,徐秀群,等.综合三级甲等医院"互联网＋护理"服务风险前馈机制研究[J].护理研究,2020,34(24):4447-4451.

谢春燕,何朝珠."互联网＋延续护理"服务风险分析及防控策略研究[J].中国医院,2020,24(9):21-23.

严宇宁,黄涛,张耀允,等.论"互联网＋护理"用户的权益保障可行方案[J].卫生管理与医学教育,2020(6):181-183.

张素梅,吴萍,曹海涛.互联网＋护理服务风险分析及预防措施研究[J].护理研究,2021(8):117.

第二篇 "互联网+护理服务"
操作技术规范

第七章　基础护理操作技术规范

陈明君　陈芳芳　赵王芳

第一节　生命体征监护

一、操作目的

判断生命体征有无异常；协助诊断，为预防、治疗、康复和护理提供依据。

二、适用范围

所有需要测量生命体征的患者。

三、用物准备

用物准备见表 7-1-1 和图 7-1-1。

表 7-1-1　用物准备

用物名称	数量
红外线耳温计或水银体温计	1
电子血压计	1
若测肛温则另备润滑油	1

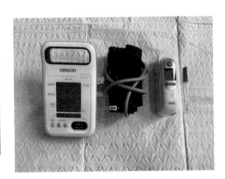

图 7-1-1　生命体征监护用物准备

四、操作步骤

操作步骤见表 7-1-2。

表 7-1-2　操作步骤

步骤及要点	注释及图解
【操作前准备】 1.自身准备:仪表端庄,规范洗手,戴口罩、帽子。 2.用物准备:备齐用物,质量检查。 3.患者准备:根据病情取舒适体位。 4.环境准备:能保护患者隐私,光线明亮。	
【操作过程】 1.评估 (1)评估患者年龄、目前病情、治疗情况和合作程度等。 (2)评估患者口腔、腋下、外耳道、肛门、上肢等测量部位有无异常。 (3)评估影响测量的因素(进食、剧烈活动、情绪激动等)。 2.测量体温 (1)水银体温计 ①口温测量法:将体温计水银端斜放于患者舌下,嘱患者用鼻呼吸,勿用牙咬,闭口 3min 后取出。 ②腋温测量法:擦干腋下汗液,将体温计水银端放于患者腋窝深处并贴紧皮肤,屈臂过胸夹紧体温计,测量 5~10min 后取出。 ③肛温测量法:患者侧卧、屈膝仰卧或俯卧,肛表前端涂润滑剂,将肛温计的水银端轻轻插入肛门 3~4cm,3min 后取出。 ④擦净体温计。若测肛温,需擦净患者肛门处,看清体温计数值,将结果告知患者或家属。 ⑤洗手,检查体温计是否完好,将水银柱甩至 35℃以下。 ⑥将体温计放入污物杯内。 (2)红外耳温计 ①取出耳温计,正确放置探头帽(图 7-1-2),耳温计自动开机伴随出现信号蜂鸣音,当显示界面"- - -"后(图 7-1-3),开始测量体温。	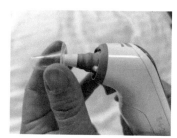 图 7-1-2　正确放置探头帽 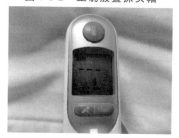 图 7-1-3　显示界面"- - -"

续表

步骤及要点	注释及图解
②探头轻柔地放入耳道,按"START"键,出现指示灯闪烁(图 7-1-4),提示正在测量体温。 ③待指示灯保持 3s 钟常亮,并伴随一声长的蜂鸣音后,提示体温测量结束。 ④记录。 3.测量脉搏 (1)根据患者情况选择合适的测量部位,如颈、股、肱、桡、足背动脉等。 (2)患者取放松舒适体位,操作者以右手食指、中指触及动脉搏动处,测 1min,计数。 (3)短细脉测量时应两人合作,由听心率者发出"开始"与"停止"信号,同时计数 1min 脉搏和心率。 (4)记录。格式为:心率/脉搏。 4.测量呼吸 (1)患者取舒适体位,操作者将手放于诊脉处,似测量脉搏(或延续测量脉搏的手不动),观察胸廓起伏,一起一伏为 1 次,计数1min。 (2)同时观察呼吸深度、节律、音响、形态及有无呼吸困难。 (3)记录。 5.测量血压 (1)按电源开关,选择测量部位,暴露上臂,手掌向上,使上臂、血压计零点与心脏处于同一水平。 (2)驱尽袖带内空气,平整无褶缠于上臂中部,下缘距肘窝 2~3cm(图 7-1-5),松紧适宜,以可放入 2~3 个手指为宜。 (3)按下血压键,等待读数。 (4)读取数值。 (5)记录。	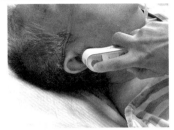 图 7-1-4　探头轻柔地放入耳道 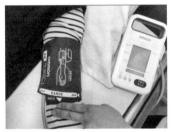 图 7-1-5　袖带下缘距肘窝 2~3cm
【操作后处理】 1.整理:整理床单位,妥善安置患者,整理用物,正确处理体温计,保持环境整洁。 2.洗手。	

五、注意事项

(一)水银体温计使用注意事项

1.婴幼儿、意识不清或不合作患者测温时,应协助扶持,不宜离开。

2.婴幼儿、精神异常、昏迷、不合作、口鼻手术或张口呼吸者,禁忌测量口温。腋下有创伤、手术、炎症、腋下出汗较多、极度消瘦的患者,不宜腋下测温;直肠或肛门手术、腹泻、心肌梗死患者不宜测量肛温。

3.避免影响体温测量的各种因素,如进食、运动、冷热饮、冷热敷、洗澡、灌肠等。如有则应推迟 30min 后测量。

4.体温与病情不相符合时重复测温,必要时可同时采取两种不同的测量方式作为对照。

(二)测脉搏、呼吸注意事项

1.当脉搏细弱难以触诊时,可用听诊器听诊心率 1min 代替。

2.偏瘫患者选择健侧肢体测量。

3.不可用拇指诊脉。

4.如有剧烈运动、紧张、哭闹等,应休息 30min 后测量。

(三)无创血压测量注意事项

1.测量血压前需检查血压计的有效性,定期检测、校对血压计。

2.血压测量应在患者平静时进行,遵循四定的原则:定时间、定体位、定部位、定血压计。

3.测量肢体的肱动脉与心脏处于同一水平位置,卧位时平腋中线,坐位时平第四肋。

(四)红外耳温计使用注意事项

1.红外耳温计的正常范围:35.8~37.6℃。

2.存放要求:10~40℃干燥处,避免阳光直射。

3.清洁要求:使用酒精棉签擦拭探头窗口。禁止使用酒精之外的化学试剂清洁探头窗口,或将耳温计浸入水或其他液体中。

4.耳道有出血或其他排出物的患者勿用。

5.耳道有急性或持续炎症的患者勿用。

6.面部或耳部畸形的患者,尽量不要使用耳温计。

7.用滴耳剂或耳道内放置其他药物的患者,使用未接受治疗侧耳朵测量。

8.使用助听器或耳塞的患者,需除去设备 20min 后测量。

9.若耳温计指示灯熄灭并发出一阵持续的短哔哔音,提示探头位置错误。

生命体征监护

第二节　口腔护理

一、操作目的

为生活不能自理的患者提供口腔清洁服务,保证口腔清洁,增进口腔健康,预防并发症,维护患者自尊。

二、适用范围

昏迷、高热、禁食、鼻饲、血液病、口腔咽喉疾患、大手术后及生活不能自理的患者。

三、用物准备

用物准备见表 7-2-1 和图 7-2-1。

表 7-2-1　用物准备

用物名称	数量
弯盘(内置血管钳、棉球或海绵棒)	1
液状石碏	1
无菌棉签	1
压舌板	1
治疗巾	1
手电筒	1
开口器(必要时)	1
生理盐水或口腔护理液	1

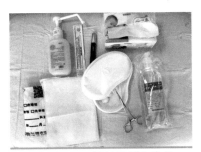

图 7-2-1　口腔护理用物准备

四、操作步骤

操作步骤见表 7-2-2。

表 7-2-2　操作步骤

步骤及要点	注释及图解
【操作前准备】 1.自身准备:仪表端庄,规范洗手,戴口罩、帽子。 2.用物准备:备齐用物,质量检查。 3.患者准备:根据病情取舒适体位。 4.环境准备:能保护患者隐私,光线明亮。	
【操作过程】 1.评估 (1)评估患者病情、意识、自理能力、配合程度及用药情况(如抗生素、激素等)。 (2)评估患者的口唇、口腔黏膜、舌苔状况、口腔有无异味、牙齿有无松动、有无活动性义齿。 2.携用物至床旁,核对并评估患者,做好解释。 3.协助患者取平卧或侧卧位,头偏向一侧,面向护士。 4.取治疗巾围于颌下,弯盘放于患者口角旁。 5.湿润口唇、口角,用手电、压舌板检查口腔有无出血、溃疡及活动性义齿。观察患者舌苔变化,分辨口腔气味(图 7-2-2)。 6.协助患者漱口(清醒患者)。 7.用海绵棒蘸取漱口液擦洗(包括外、内、咬、上颚、颊、舌部),直至清洁。 8.昏迷患者用弯血管钳夹棉球(避免太湿)清洁口腔(图 7-2-3)。 9.擦洗完毕,协助清醒患者用吸水管吸漱口水漱口,撤去弯盘。擦净口周围及口唇,必要时口腔用药。 10.用手电检查口腔是否擦洗干净,有无棉球遗留。 11.撤去治疗巾,整理用物。 12.安置患者取舒适卧位,整理床单位。询问患者对操作的感受,了解患者的满意程度。	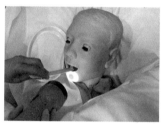 图 7-2-2　观察患者舌苔变化 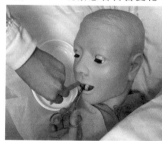 图 7-2-3　昏迷患者用弯血管钳夹棉球清洁口腔

续表

步骤及要点	注释及图解
【操作后处理】 1.整理:整理床单位,妥善安置患者,分类处理污物用物。 2.洗手,记录。	

五、注意事项

(一)注意操作前后的口腔评估,根据口腔具体情况选择漱口液:生理盐水、1%~4%碳酸氢钠溶液、0.12%葡萄糖氯己定或根据医嘱选用。如有口腔溃疡疼痛时,溃疡面可使用含局麻药的口腔溃疡薄膜消炎止痛。

(二)操作动作应当轻柔,避免金属钳端碰到牙齿,损伤黏膜及牙龈,对凝血功能差的患者应当特别注意。

(三)对昏迷患者应当注意棉球不可过湿,操作中夹紧棉球,每次一个,防止棉球遗留在口腔内,禁止漱口。

(四)使用开口器时,应从臼齿处放入。

(五)如患者有活动的假牙,应先取下再进行操作。

(六)传染病患者使用过的物品,应按照消毒隔离原则进行处理。

口腔护理

第三节　氧气吸入

一、操作目的

改善和纠正低氧血症,防止组织缺氧,减少与缺氧代偿有关的心肺做功。

二、适用范围

各种原因导致的缺氧患者。

三、用物准备

用物准备见表 7-3-1 和图 7-3-1。

表 7-3-1　用物准备

用物名称	数量	用物名称	数量
治疗盘	1	弯盘(内置纱布)	1
氧气表	1	小污物盒	1
一次性鼻氧管	1	一次性碗盛水	1
氧气筒	1	棉签	1

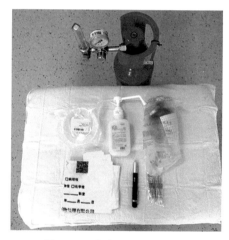

图 7-3-1　氧气吸入用物准备

四、操作步骤

操作步骤见表 7-3-2。

表 7-3-2　操作步骤

步骤及要点	注释及图解
【操作前准备】 1.自身准备:仪表端庄,规范洗手,戴口罩、帽子。 2.用物准备:备齐用物,质量检查。 3.患者准备:排尿、便后,取舒适体位。 4.环境准备:清洁、通风、温湿度适宜。	

步骤及要点	注释及图解

【操作过程】

1.评估患者

(1)评估患者意识、呼吸状况。

(2)评估患者鼻腔状况:鼻黏膜情况,鼻腔是否通畅。

(3)评估患者咳嗽、咳痰情况。

(4)评估患者血氧饱和度情况。

(5)评估患者合作程度。

(6)评估周围环境。

2.向患者解释用氧的目的。

3.充气(向患者做好解释),安装氧气表、湿化瓶(图7-3-2)。

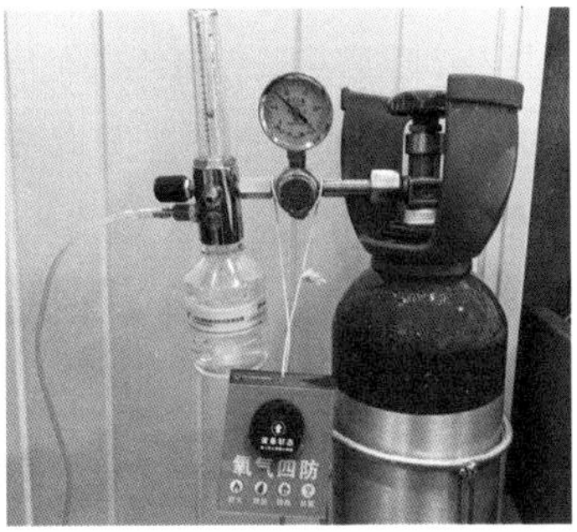

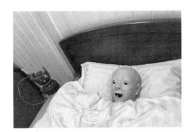

图 7-3-2　安装氧气表、湿化瓶

4.协助患者取得舒适体位。用湿棉签清洁双侧鼻腔。

5.检查鼻氧管袋是否密封、过期,打开外包装。连接鼻氧管,根据医嘱调节氧气流量。调节氧流量:关小开关—开大开关—开小开关(根据医嘱及患者缺氧程度调节氧流量)。

6.试鼻氧管是否通畅,将鼻氧管轻轻插入两侧鼻腔,调节器固定于颈部,松紧度合适(图7-3-3)。

7.记录用氧开始时间及氧流量,并签名。

8.安置患者;指导患者。

9.停氧:评估患者缺氧改善情况,向患者说明停氧的理由。

图 7-3-3　调节器固定于颈部

10.松开调节器,用纱布包裹分离鼻氧管、揩净鼻面部、安置患者。

11.至少观察 5min,若SPO$_2$仍处于目标范围内,可每小时评估1次。

12.卸氧气表:关大开关、拆湿化瓶、关小开关、卸氧气表。

【操作后处理】

1.整理:安置患者,整理用物。

2.洗手,记录。

五、注意事项

（一）用氧前，检查氧气装置有无漏气，是否通畅。

（二）严格遵守操作规程，注意用氧安全，切实做好"四防"，即防震、防火、防热、防油。氧气筒搬运时要避免倾倒撞击。氧气筒应放阴凉处，周围严禁烟火及易燃品，距明火至少5米，距暖气至少1米，以防引起燃烧。氧气表及螺旋口勿上油，也不用带油的手装卸。

（三）使用氧气时，应先调节流量后应用。停用氧气时，应先取下吸氧管，再关闭氧气开关。中途改变流量，先分离鼻氧管与湿化瓶连接处，调节好流量再接上，以免一旦开关出错，大量氧气冲入呼吸道而损伤肺部组织。

（四）鼻塞/双鼻导管吸氧时以鼻腔作为贮氧部位，氧气贮备容量约为50mL。吸入氧流量范围：1～6L/min；氧浓度范围：21%～44%。氧流量大于6L/min时，受氧气贮备容量的限制，氧浓度亦不再增加，应更换吸氧工具。

（五）有CO_2潴留风险的患者，SPO_2推荐目标为88%～92%，对于无CO_2潴留风险的患者，SPO_2推荐目标为94%～98%。

（六）鼻导管吸氧禁用于鼻道梗阻的患者。

（七）固定吸氧导管时，应避免过紧，并检查鼻孔和耳廓有无压迫。

（八）保持吸氧管路通畅，注意气道湿化，低流量鼻导管吸氧不必常规给予湿化。

（九）氧气筒内氧勿用尽，压力表至少要保留0.5MPa（5kg/cm²），以免灰尘进入筒内，再充气时引起爆炸。

氧气吸入

（十）妥善固定氧气筒，以免发生意外。

第四节　鼻　饲

一、操作目的

供给营养，促进肠道功能恢复，保护肠道黏膜屏障，防止细菌移位。

二、适用范围

需通过胃管将食物、水分及药物灌入胃内提供营养及治疗的患者。

三、用物准备

用物准备见表 7-4-1 和图 7-4-1。

表 7-4-1　用物准备

用物名称	数量	用物名称	数量
治疗盘	1	胶布	1
治疗巾	1	管饲液	1
一次性冲洗器或 50mL 针筒	1	手套	1
治疗碗盛温开水	1	胃管（必要时）	1
听诊器	1		

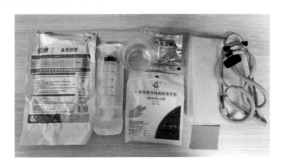

图 7-4-1　鼻饲用物准备

四、操作步骤

操作步骤见表 7-4-2。

表 7-4-2　操作步骤

步骤及要点	注释及图解
【操作前准备】 1.自身准备:仪表端庄,规范洗手,戴口罩、帽子。 2.用物准备:备齐用物,质量检查。 3.患者准备:排尿、便后,取合适卧位。 4.环境准备:清洁、光线明亮。	

续表

步骤及要点	注释及图解
【操作过程】 1.评估患者 (1)评估患者有无恶心、呕吐、腹痛、腹胀、腹泻等。 (2)评估患者置管处鼻腔局部状况。 (3)评估置管深度及通路是否良好。 (4)评估患者合作程度。 2.携用物至床旁,核对患者并做好解释,戴手套。 3.再次评估 (1)证实营养管在胃内或空肠内。 ①查看置管深度。 ②抽出胃液、听气过水声、尾端置于水中无气泡溢出(图7-4-2～图7-4-4)。 (2)评估居家患者胃排空情况:胃内残余量大于150mL,减慢管饲速度;胃内残余量大于200 mL,暂停灌注,查找原因。 (3)空肠营养管如回抽大于50mL应及时去医院,重新确认导管位置。 4.灌注前准备 (1)经鼻胃管或胃造瘘途径肠内营养时,取半坐卧位或抬高床头30°～45°,经鼻肠管或空肠造瘘途径者取舒适体位。 (2)胃、空肠造瘘管留置者予检查伤口。 (3)垫治疗巾或纸巾。 (4)一次性治疗碗内倒入温开水。 5.灌注 (1)先用少量温开水(30mL)冲洗营养管。 (2)缓慢注入管饲液(灌注的量和间隔时间遵医嘱,一般每次管饲量不应超过200mL,间隔不少于2h)。 6.灌注完毕 (1)再用少量温开水(约30mL)脉冲式冲洗营养管(图7-4-5)。 (2)营养管封口并给予固定。 (3)经鼻胃管或胃造瘘者,如病情允许,灌注后维持原位30～60min。	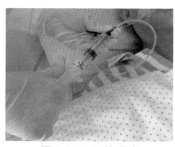 **图7-4-2　回抽胃液** 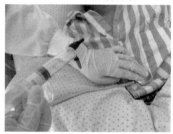 **图7-4-3　听气过水声** 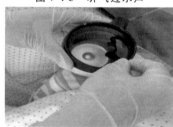 **图7-4-4　尾端置于水中无气泡溢出** 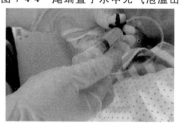 **图7-4-5　冲洗营养管**
【操作后处理】 1.整理:安置患者,做好指导,整理用物。 2.洗手,记录。	

五、注意事项

（一）输注前、输注中检查营养管位置。

（二）输注前后需冲洗营养管,鼻肠管需 4h 冲洗一次。

（三）每次输注时需回抽检查胃残余量。

（四）营养液现配现用,配置后的营养液放冰箱冷藏(2～10℃),24h 内用完。

（五）严禁在营养液中添加药物。

（六）口服药给药方法

1.连续输注的患者给药前停止泵注营养液 30min,药物需充分溶解后灌注,给药前后分别用温开水 30mL 冲管;

2.不同药物分开灌注;

3.缓释药物不宜管饲;

4.液体制剂稀释后给药。

鼻饲

第五节　血糖监测

一、操作目的

监测患者血糖水平,评价代谢指标,为临床治疗提供依据。

二、适用范围

糖尿病患者及需要了解血糖波动情况的患者。

三、用物准备

用物准备见表 7-5-1 和图 7-5-1。

表 7-5-1　用物准备

用物名称	数量	用物名称	数量
血糖仪	1	75％酒精棉片	1
血糖试纸	1	污物杯	1
无菌消毒棉签	1	利器盒	1
一次性采血针	1	速干手消液	1

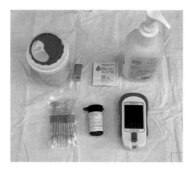

图 7-5-1　血糖监测用物准备

四、操作步骤

操作步骤见表 7-5-2。

表 7-5-2　操作步骤

步骤及要点	注释及图解
【操作前准备】 1.自身准备:仪表端庄,规范洗手,戴口罩、帽子。 2.用物准备:备齐用物,质量检查。 3.患者准备:取合适卧位。 4.环境准备:清洁、光线明亮。	
【操作过程】 1.评估患者 (1)评估家庭环境,所选地方要保证光线便于操作。 (2)评估进食情况:包括进餐时间及进食量,询问过敏史(酒精)。 (3)评估患者手指皮肤及末梢循环情况。 2.携用物至床旁,解释。 3.选择部位,首选采集指尖(新生儿足跟)末梢血进行检测。 4.用75%酒精棉片消毒皮肤,待干(图7-5-2)。 5.插入试条自动开机或开机插入试条。 6.核对并调整血糖仪编码,使之与试纸编码一致(免调码血糖仪无需核对与调整)。 7.采血滴(图7-5-3)或吸血于试纸合适的需血量(图7-5-4),干棉签压迫采血点。 8.等待血糖结果,并告知患者。 9.卸下针头,置于利器盒内。	图 7-5-2　75％酒精棉片消毒皮肤 图 7-5-3　采血 图 7-5-4　吸血于试纸

续表

步骤及要点	注释及图解
【操作后处理】 1.整理:安置患者,分类处理垃圾。 2.洗手,记录。	

五、注意事项

（一）手指清洁,选用75％酒精消毒采血部位,不可选择对检测结果有干扰的消毒剂（如碘伏）。

（二）待干后采血,防止血液稀释。

（三）穿刺皮肤后不可过度用力挤压,以免组织液混入血液标本造成检测结果偏差。

（四）避免选择水肿、感染、末梢循环不良的部位进行检测。

（五）出现血糖异常结果时,必要时重复检测一次,针对不同的原因采取处理措施。

（六）血糖仪代码应与试纸代码一致。

（七）血糖仪确保在制造商说明书要求的环境下测试。

（八）血糖危急值:＜3.9mmol/L;没有特定血糖界限、伴有意识和躯体改变的严重事件、需要他人帮助的低血糖;＞16.7mmol/L,按危急值流程处理。

（九）血糖仪与试纸的管理:需按 WS/T 781-2021 卫生行业标准建立便携式血糖仪质量控制体系,确保仪器处于正常工作状态。

血糖监测

第六节　静脉采血

一、操作目的

给居家患者检验各种血液项目。

二、适用范围

抽取一切化验指标对临床诊断具有指导意义的静脉血标本。

三、用物准备

用物准备见表 7-6-1 和图 7-6-1。

表 7-6-1　用物准备

用物名称	数量	用物名称	数量
注射盘	1	止血带	1
安尔碘消毒棉签	1	灭菌敷贴	1
真空试管	1	标签	1
采血针	1	锐器盒	1
手套	1	速干手消液	1

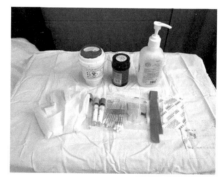

图 7-6-1　静脉采血用物准备

四、操作步骤

操作步骤见表 7-6-2。

表 7-6-2　操作步骤

步骤及要点	注释及图解
【操作前准备】 1.自身准备:仪表端庄,规范洗手,戴口罩、帽子。 2.用物准备:备齐用物,质量检查。 3.患者准备:舒适平卧或坐位。 4.环境准备:清洁、光线明亮。	

步骤及要点	注释及图解
【操作过程】 1.评估患者 (1)评估患者合作程度。 (2)评估穿刺部位皮肤状况、静脉充盈度、血管壁弹性及肢体活动度。 2.核对患者姓名、申请检验项目,询问、了解患者是否已按要求进行采血前准备(如是否空腹),并向患者及其家属解释。 3.戴手套。 4.协助患者取舒适卧位。 5.选择合适的静脉穿刺点,在穿刺点上方约6cm处放置止血带,用碘伏棉签,以穿刺点为中心,直径大于5cm的范围作环形消毒(图7-6-2)。 6.再次核对检验单上的姓名是否正确,扎止血带,用碘伏再次消毒穿刺点。 7.采血 (1)待碘伏挥发后,将针头切面朝上,与手臂成一定角度(15°～30°)穿刺,避免反复穿刺。 (2)见回血后依次插入采血管,真空耗尽后拔管并立即混匀(图7-6-3)。期间在第一个采血管内见血液流出时即可松开止血带。 8.干棉签按压进针点,拔针,按压。 9.取下针头至锐器盒内。 10.送检标本,垃圾处理。	 图7-6-2　用碘伏棉签消毒皮肤 图7-6-3　真空采血管采血
【操作后处理】 1.整理:安置患者,做好指导,整理用物。 2.洗手。	

五、注意事项

(一)同时采集多种血标本时,按要求依次采集血标本。

(二)采血时尽可能缩短止血带的结扎时间。

(三)尽量采用真空采血器采血,确认试管、采集时间和采血量等。

（四）做生化检验时，须抽取空腹血，应提前告知患者禁食，以保证检验结果的准确性。

（五）采取药物浓度血标本时，注意药物的半衰期。

（六）采血过程中应观察患者有无晕血、晕针等异常情况，并做出及时处理。

静脉采血

第七节　肌肉注射

一、操作目的

不宜口服、要求起效快而又不适于或不必要采用静脉注射者，可采用皮下或肌肉注射。

二、适用范围

一切可以通过肌肉注射药物以达到治疗目的的患者。

三、用物准备

用物准备见表 7-7-1 和图 7-7-1。

表 7-7-1　用物准备

用物名称	数量
注射盘	1
注射器	1
干棉签	1
药物	1
碘伏棉签	1
污物盒	1
利器盒	1

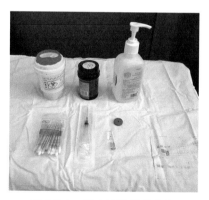

图 7-7-1　肌肉注射用物准备

四、操作步骤

操作步骤见表 7-7-2。

表 7-7-2　操作步骤

步骤及要点	注释及图解
【操作前准备】 1.自身准备:仪表端庄,规范洗手,戴口罩、帽子。 2.用物准备:备齐用物,质量检查。 3.患者准备:根据病情取合适体位。 4.环境准备:能保护患者隐私,光线明亮,适合无菌操作。	
【操作过程】 1.评估患者 (1)评估患者用药情况(了解既往用药史、过敏史)。 (2)评估注射部位皮肤和皮下组织状况,有无瘢痕、硬结。 (3)评估患者的合作程度。 2.核对出院医嘱带药(姓名、药名、浓度、剂量、有效期、用法),正确抽取药物,放在注射盘内。 3.携用物至患者旁,核对,向患者解释操作目的,询问过敏史。 4.选择注射部位 (1)臀大肌十字法:从臀裂顶点向左或向右作一水平线,然后从髂棘最高点作一垂直线,其外上象限为注射部位,避开内角。 (2)臀大肌连线法:取髂前上棘与尾骨连线的外上 1/3。 5.消毒注射部位皮肤,待干(图 7-7-2)。 6.再次核对,排尽注射器内空气,绷紧皮肤,右手持注射器与皮肤呈 90°快速进针,深度为针头 2/3,固定针栓,回抽无回血后缓慢注入药物(图 7-7-3)。 7. 注射毕,用干棉签轻压针刺处,快速拔针。 8.再次核对。	 图 7-7-2　消毒注射部位皮肤 图 7-7-3　回抽无回血后缓慢注入药物
【操作后处理】 1.整理:安置患者,做好指导,整理用物。 2.洗手。	

五、注意事项

（一）严格无菌操作，严格"三查七对"。

（二）刺激性强的药物不宜做肌肉注射。

（三）选择合适的注射部位，避开硬结和疤痕。对长期注射者应有计划地更换注射部位，并选择细长的注射针头。

（四）出现局部硬结者，可指导家属采用热敷等方法。

（五）切勿将针头全部刺入，以防针梗从根部折断。

（六）观察注射后疗效和不良反应。

（七）根据药物性质选择合适的针头，如油剂应选择 9 号及以上针头。

肌肉注射

第八节　皮下注射

一、操作目的

不宜口服、要求起效快而又不适于或不必要采用静脉注射者，可采用皮下或肌肉注射。

二、适用范围

需要皮下注射药物以达到治疗、预防接种等目的的患者。

三、用物准备

用物准备见表 7-8-1 和图 7-8-1。

表 7-8-1　用物准备

用物名称	数量	用物名称	数量
注射盘	1	碘伏棉签	1
注射器	1	污物盒	1
干棉签	1	利器盒	1
药物	1	速干手消液	1

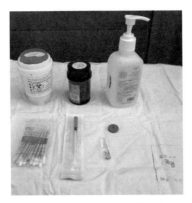

图 7-8-1　皮下注射用物准备

四、操作步骤

操作步骤见表 7-8-2。

表 7-8-2　操作步骤

步骤及要点	注释及图解
【操作前准备】 1.自身准备:仪表端庄,规范洗手,戴口罩、帽子。 2.用物准备:备齐用物,质量检查。 3.患者准备:根据病情取舒适体位。 4.环境准备:能保护患者隐私,光线明亮,适合无菌操作。	
【操作过程】 1.评估患者 (1)评估患者用药情况(了解既往用药史、过敏史)。 (2)评估注射部位皮肤和皮下组织状况,有无瘢痕、硬结、水肿等。 (3)评估患者的合作程度。 2.核对出院医嘱带药(姓名、药名、浓度、剂量、有效期、用法),正确抽取药物,放在注射盘内。 3.携用物至患者旁,核对,向患者解释操作目的,询问过敏史。 4.选择注射部位(根据情况可选择上臂三角肌下缘、上臂、腹部、大腿外侧等部位),消毒注射部位皮肤,待干。	

续表

步骤及要点	注释及图解
5.再次核对,排尽注射器内空气,绷紧皮肤(过瘦者提起皮肤),右手持注射器与皮肤呈30°～40°角快速进针约2/3,固定针栓,回抽无回血后注入药物(图7-8-2)。 6.注射毕,用干棉签轻压针刺处,快速拔针。 7.再次核对。	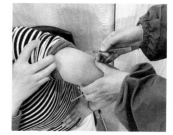 图7-8-2　右手持注射器与皮肤呈30°～40°角
【操作后处理】 1.整理:安置患者,做好指导,整理用物。 2.洗手。	

五、注意事项

(一)严格无菌操作,严格"三查七对"。

(二)需长期注射者,应交替更换注射部位。

(三)刺激性强的药物不宜皮下注射。

(四)对过于消瘦者,可捏起局部组织,穿刺角度适当减小。

(五)低分子量肝素优选腹壁(上起左右肋缘下 1cm,下至耻骨联合上 1cm,左右至脐周 10cm,避开脐周 2cm 以内),捏起皮肤褶皱垂直进针,缓慢推注药物,推注时间 10s,再停留 10s,注射全程提捏住皮折,可减少皮下出血和注射部位疼痛。注射完毕后迅速拔出针头,一般情况下无需按压;如穿刺点出血或渗液,指导家属用干棉签垂直向下按压时间 3～5min。

(六)预混胰岛素注射前先放置手心内滚动 10 次,再前后甩动 10 次,直至液体为白色均匀云雾状。用 75% 酒精消毒注射部位。注射时,捏起皮肤垂直进针,大拇指完全按下注射推键不松开,注射完毕至少停留 10s 拔针。

皮下注射

第九节　女患者留置导尿管护理

一、操作目的

有助于解除尿潴留、留取尿标本、观察记录尿量、泌尿系统手术后的恢复,并促进昏迷、尿失禁者膀胱功能恢复,从而在诊断和治疗急、危、重症患者中起到积极的作用。

二、适用范围

需将导尿管经尿道插入膀胱引流出尿液的患者。

三、用物准备

用物准备见表 7-9-1 和图 7-9-1。

表 7-9-1　用物准备

用物名称	数量	用物名称	数量
一次性无菌导尿包(内有一次性治疗巾、弯盘、镊子、碘伏棉球、液状石蜡棉球、气囊导尿管、引流袋、无菌手套、含 10mL 注射用水的注射器、洞巾、尿液收集试管等)	1	屏风(必要时) 垃圾袋	1 1

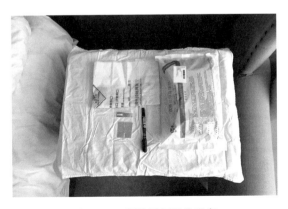

图 7-9-1　留置导尿用物准备

四、操作步骤

操作步骤见表7-9-2。

表7-9-2　操作步骤

步骤及要点	注释及图解
【操作前准备】 1.自身准备:仪表端庄,规范洗手,戴口罩、帽子。 2.用物准备:备齐用物,质量检查。 3.患者准备:排便,取舒适体位。 4.环境准备:清洁、光线明亮。注意保护患者隐私。	
【操作过程】 1.评估患者 (1)评估患者的病情、意识、排尿状况、治疗情况。 (2)评估患者的合作程度。 (3)评估患者的膀胱充盈度和会阴部情况。 2.向患者解释留置导尿管的目的和过程。 3.关闭门窗,用隔帘或屏风遮挡患者。 4.协助患者取仰卧位,两腿屈膝自然分开,充分暴露外阴(图7-9-2)。 5.初步消毒 (1)打开无菌导尿包,戴手套,将一次性治疗巾垫于臀下。 (2)消毒原则:持镊子夹碘伏棉球自上而下、从外到内消毒,每一个棉球只用1次(图7-9-3)。 6.再次消毒 (1)更换无菌手套、铺洞巾。 (2)检查导尿管气囊有无破损、漏气,导尿管后端接引流袋,液状石蜡棉球润滑导尿管前端,放入弯盘内。 (3)消毒原则:持镊子夹碘伏棉球自上而下、从内到外消毒尿道口、两侧小阴唇、尿道口(图7-9-4)。	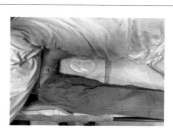 **图7-9-2　两腿屈膝自然分开,充分暴露外阴** 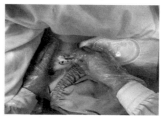 **图7-9-3　持镊子夹碘伏棉球自上而下、从外到内消毒会阴** 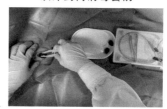 **图7-9-4　持镊子夹碘伏棉球自上而下、从内到外消毒尿道口、两侧小阴唇、尿道口**

步骤及要点	注释及图解
7.插导尿管 (1)嘱患者放松,持另一镊子夹导尿管,轻轻插入尿道口 4～6cm,见尿液流出后再插入1～2cm(图 7-9-5),用注射器向导尿管气囊内注无菌注射用水 10mL,轻轻拉导尿管遇阻力即可。 (2)根据需要留取尿标本。 (3)脱手套,移去用物。 (4)导尿管固定于大腿内侧。 8.固定引流袋 (1)引流袋低于膀胱水平,防止尿液逆流。 (2)观察尿液的颜色、性状和量,并观察患者反应。	 图 7-9-5 轻轻插入尿道口 4～6cm, 见尿液流出后再插入 1～2cm
【操作后处理】 1.健康宣教:做好指导,告知患者留置尿管期间的注意事项。 2.整理用物:安置患者,垃圾分类处理。 3.洗手,记录。	

五、注意事项

(一)评估患者是否需要导尿

1.减少不必要的置管。

2.通过各种护理措施均无法引导患者排尿。

3.留置导尿的适应证主要为急性尿潴留或膀胱出口梗阻者,以及需精确记录尿量如危重患者。

4.实施安宁疗护时,为增加患者舒适。

5.可考虑使用便携式 B 超检查仪进行膀胱扫描,以决定是否有必要对患者进行留置导尿。

6.避免对尿失禁患者常规留置导尿。

(二)建议置管期间每日评估,一旦无须使用,应尽早拔除,避免导尿管相关尿路感染的发生。

(三)导尿管误入阴道,应更换导尿管。

(四)插管动作要轻、稳、准,以免损伤尿道黏膜。

（五）导尿管固定

1. 女患者导尿管使用高举平台法固定于大腿内侧。

2. 男患者导尿管使用高举平台法固定于下腹部。

（六）健康教育

1. 留置导尿者每日会阴护理，保持会阴部的清洁。

2. 妥善固定引流袋低于耻骨联合，保持引流的通畅；引流袋一般每周更换 2 次，若有尿液性状、颜色改变，须每天更换。

3. 根据病情鼓励在留置导尿期间多饮水，每日饮水 2000mL 左右。

留置导尿

第十节　清洁间歇导尿护理

一、操作目的

通过间歇导尿可使膀胱间歇性扩张，有利于保持膀胱容量和恢复膀胱的收缩功能，规律排出残余尿量，减少泌尿系统和生殖系统的感染，使患者的生活质量得到显著改善。

二、适用范围

（一）神经系统功能障碍，如脊髓损伤、多发性硬化、脊柱肿瘤等导致的排尿问题。

（二）非神经源性膀胱功能障碍，如前列腺增生、产后尿潴留等导致的排尿问题。

（三）膀胱内梗阻致排尿不完全。

三、用物准备

用物准备见表 7-10-1 和图 7-10-1。

表 7-10-1　用物准备

用物名称	数量
一次性无菌导尿包(内有一次性治疗巾、弯盘、镊子、碘伏棉球、液状石蜡棉球、气囊导尿管、引流袋、无菌手套、含10mL注射用水的注射器、洞巾、尿液收集试管等)	1
屏风(必要时)	1
垃圾袋	1

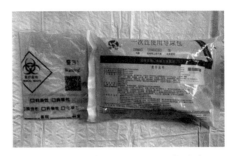

图 7-10-1　清洁间歇导尿用物准备

四、操作步骤

操作步骤见表 7-10-2。

表 7-10-2　操作步骤

步骤及要点	注释及图解
【操作前准备】 1.自身准备:仪表端庄,规范洗手,戴口罩、帽子。 2.用物准备:备齐用物,质量检查。 3.患者准备:排便,取舒适体位。 4.环境准备:清洁、光线明亮。注意保护患者隐私。	
【操作过程】 1.评估患者 (1)评估患者的病情、意识、排尿状况、治疗情况。 (2)评估患者的合作程度。 (3)评估患者的膀胱充盈度和会阴部情况。 2.向患者解释留置导尿管的目的和过程。 3.关闭门窗,用隔帘或屏风遮挡患者。 4.协助患者取仰卧位,两腿屈膝自然分开,充分暴露外阴(图7-10-2)。 5.打开导尿包,润滑导尿管。 6.戴手套,清洗尿道口、会阴部(图7-10-3)。	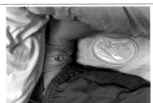 图 7-10-2　充分暴露外阴 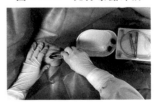 图 7-10-3　清洗尿道口、会阴部

续表

步骤及要点	注释及图解
7.插导尿管 (1)嘱患者放松,持另一镊子夹导尿管,轻轻插入尿道口 4～6cm,见尿液流出后再插入 1～2cm(图 7-10-4),用注射器向导尿管气囊内注无菌注射用水 10mL,轻轻拉导尿管遇阻力即可。 (2)根据需要留取尿标本。 (3)脱手套,移去用物。 (4)固定于大腿内侧。 8.拔导尿管时,将气囊内液体抽净,动作轻柔地将导尿管拔除。 9.观察尿液的颜色、性状和量,并观察患者反应。	 图 7-10-4　轻轻插入尿道口 4～6cm, 见尿液流出后再插入 1～2cm
【操作后处理】 1.整理用物:安置患者,垃圾分类处理。 2.洗手,记录。	

五、注意事项

(一)插导尿管过程中遇阻碍时应暂停 5～10s 并把导尿管拔出 3cm,嘱患者深呼吸或喝口水,然后再缓慢插入。

(二)拔出导尿管时遇到阻碍可能是尿道痉挛所致,应等待 5～10s 再拔。

(三)插尿管时动作轻柔,尿管要充分润滑。特别是男性患者,注意尿管经尿道内口、膜部、尿道外口的狭窄部、耻骨联合下方和前下方处的弯曲部时,嘱患者缓慢深呼吸,缓慢插入尿管,切忌用力过快过猛而损伤尿道黏膜。

(四)注意预防尿路感染。

1.在间歇性导尿开始阶段,每周检查尿常规 1 次,以后根据情况延长到 2～4 周一次,定期检测尿培养,观察患者体温,教会患者或家属了解泌尿系统感染的相关症状和体征。

2.规范操作流程。

3.选择大小、软硬程度合适的导尿管,选择合适的润滑剂,以减少对尿道黏膜的机械性损伤和刺激。

4.合理安排间歇导尿的时间和次数,每次达到完全排空膀胱。

5.保持会阴部的清洁,及时清洗会阴部分泌物。

6.每次导尿前按照七步洗手法使用流动水洗手,使用清洁纸巾或清洁毛巾抹干双手。

(五)鼓励进行早期活动,经常变换体位,减少饮食中的钙含量以防结石形成;在无禁忌证的情形下,多饮水,每天摄入水量不应低于1500mL,保证每天尿量在1500mL以上。

(六)导尿时机及间隔时间如下。

1.宜在病情基本稳定、无需大量输液、饮水规律的情况下开始,一般于受伤后早期(8~35d)开始。

2.间歇导尿频率依据两次导尿之间残余尿量和自行排出尿量而定,两次导尿之间能自行排尿100mL以上,残余尿300mL以下,每日导尿4~6次;两次导尿之间能自行排尿200mL以上,残余尿量200mL以下,每日导尿4次;当残余尿量少于100mL或为膀胱容量20%以下时,可停止间歇导尿。

第十一节　更换引流袋护理

一、操作目的

(一)有效引流液体(消化液、腹腔液、脓液、切口渗出液)至体外,降低局部压力,减少感染因素,促进愈合。

(二)作为检测、治疗途径。

二、适用范围

留置各类引流管的患者。

三、用物准备

用物准备见表7-11-1和图7-11-1。

表 7-11-1 用物准备

用物名称	数量	用物名称	数量
治疗盘	1	消毒棉签	1
无齿血管钳	1	垃圾桶	1
一次性引流袋	1	手套	1
碗盘(内置纱布、镊子)	2		

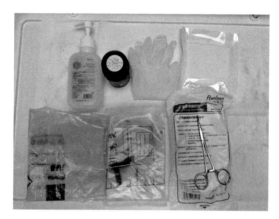

图 7-11-1 更换引流袋用物准备

四、操作步骤

操作步骤见表 7-11-2。

表 7-11-2 操作步骤

步骤及要点	注释及图解
【操作前准备】 1.自身准备:仪表端庄,规范洗手,戴口罩、帽子。 2.用物准备:备齐用物,质量检查。 3.患者准备:排便,取舒适体位。 4.环境准备:清洁、光线明亮。注意保护患者隐私。	
【操作过程】 1.评估患者 (1)评估患者的病情及腹部体征。	

续表

步骤及要点	注释及图解
(2)评估引流管留置时间,置管深度,引流是否通畅,引流液的颜色、性状和量。 (3)评估局部有无红肿热痛等感染征象。 (4)评估伤口敷料处有无渗液。 2.核对患者,做好解释。 3.戴手套。 4.安置患者体位 (1)低半卧位或平卧位。 (2)保护患者隐私。 (3)将引流管侧上肢放置胸前,暴露引流管。 5.检查伤口,注意保暖。 6.准备引流袋 (1)打开引流袋外包装。 (2)检查引流袋有无破损或管子扭曲。 (3)旋紧尾端阀门。 7.更换引流袋 (1)引流袋外包装垫在引流管接口下面。 (2)挤压引流管。 (3)用无齿血管钳夹住引流管尾端上 3～6cm。 (4)消毒接口处 2 次(以接口处为中心,上下至少 5cm)(图 7-11-2)。 (5)取无菌纱布裹住接口处并进行分离。 (6)消毒引流管横截面。 (7)连接无菌引流袋(图 7-11-3),松开血管钳,挤压引流管,观察是否通畅(图 7-11-4)。 8.妥善放置引流袋,保持有效引流。 9.观察引流液的颜色、性状和量,患者反应。	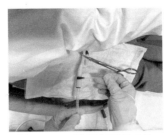 图 7-11-2　消毒接口处 2 次 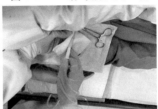 图 7-11-3　连接无菌引流袋 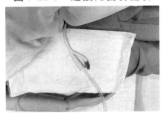 图 7-11-4　松开血管钳,挤压引流管,观察是否通畅
【操作后处理】 1.整理用物:安置患者,垃圾分类处理。 2.洗手,记录。	

五、注意事项

(一)严格无菌操作,定期更换引流装置。

(二)有效固定引流管,标识清晰,防止导管滑脱或误拔。

(三)保持有效引流。按引流管的放置目的、位置给予不同体位;负压引流者,保持适宜的负压;保持引流通畅,防止阻塞。

（四）做好病情观察及记录。观察并记录引流液的颜色、性状和量，与病情是否相符，发现异常及时与医生联系。

（五）保持引流管周围皮肤的干燥清洁，有渗液时及时更换敷料，防止皮肤被浸渍损伤。

更换引流袋

第十二节　一般灌肠

一、操作目的

刺激患者肠蠕动，软化粪便，解除便秘，排除肠内积气，减轻腹胀。

二、适用范围

需通过肛门灌入溶液，排除肠道内粪便、积气的患者。

三、用物准备

用物准备见表 7-12-1 和图 7-12-1。

表 7-12-1　用物准备

用物名称	数量
水温计	1
量杯	1
手套	1
输液架	1
液状石蜡	1
弯盘（内置纱布）	1
屏风	1
垃圾袋	1
便盆（必要时）	1

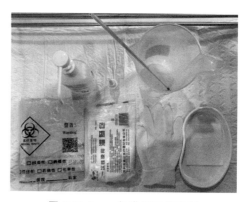

图 7-12-1　一般灌肠用物准备

四、操作步骤

操作步骤见表 7-12-2。

表 7-12-2　操作步骤

步骤及要点	注释及图解
【操作前准备】 1.自身准备:仪表端庄,规范洗手,戴口罩、帽子。 2.用物准备:备齐用物,质量检查。 3.患者准备:排尿,取合适卧位。 4.环境准备:清洁、光线明亮。注意保护患者隐私。	
【操作过程】 1.评估患者 (1)评估患者意识、呼吸、脉搏情况。 (2)评估排便情况、腹部体征、心理状况及对灌肠的理解、配合程度。 (3)评估患者生活自理能力、肛周皮肤黏膜情况、既往疾病史。 2.核对医嘱,做好准备,保证灌肠溶液的温度适宜(39～41℃)。 3.携物品至床旁,核对患者并予解释。关好门窗。 4.戴手套,输液架放于床旁。 5.取左侧卧位,暴露臀部,将臀部移至床沿,垫上尿垫,将灌肠袋挂输液架上,注意保暖(图 7-12-2)。 6.置弯盘于臀边,肛管前端涂润滑油,排气后将肛管轻轻插入合适深度后(约 7～10cm)一手固定肛管,使灌肠溶液缓慢流入(图 7-12-3)(液面距肛门 40～60cm)。 7.观察患者反应(腹痛、腹胀、面色、便意等)。 8.待溶液将要灌完时,夹紧肛管,拔出肛管放入弯盘内,擦净肛门。 9.安置患者,嘱患者平卧,坚持 5-10min 后再排便。	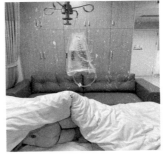 图 7-12-2　取左侧卧位,暴露臀部,将灌肠袋挂输液架上 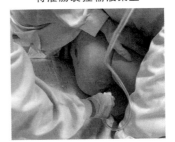 图 7-12-3　一手固定肛管,使灌肠溶液缓慢流入
【操作后处理】 1.整理:安置患者,做好指导,整理用物,观察排便情况。 2.洗手,记录。	

五、注意事项

（一）对急腹症、妊娠早期、消化道出血、严重心脏病等患者禁止灌肠。

（二）肝性脑病患者禁用肥皂水灌肠；伤寒患者灌肠量不能超过 500mL，液面距肛门不得超过 30cm。

（三）灌肠过程中发现患者脉搏细速、面色苍白、出冷汗、剧烈腹痛、心慌等，立即停止灌肠，并报告医生。

一般灌肠

第十三节　直肠栓剂给药

一、操作目的

通过简便经济而有效的措施，帮助患者解除便秘。

二、适用范围

体弱、老年人和久病卧床便秘者。

三、用物准备

用物准备见表 7-13-1 和图 7-13-1。

表 7-13-1　用物准备

用物名称	数量
开塞露	1
手套	1
污物桶	1
尿垫	1
弯盘（内置纱布）	1

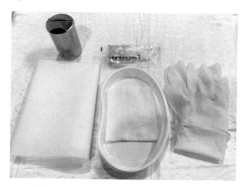

图 7-13-1　直肠栓剂给药用物准备

四、操作步骤

操作步骤见表 7-13-2。

表 7-13-2　操作步骤

步骤及要点	注释及图解
【操作前准备】 1.自身准备:仪表端庄,规范洗手,戴口罩、帽子。 2.用物准备:备齐用物,质量检查。 3.患者准备:排尿,取合适卧位。 4.环境准备:清洁、光线明亮。注意保护患者隐私。	
【操作过程】 1.评估患者 (1)评估患者意识、呼吸、脉搏情况。 (2)评估排便情况、心理状况及对开塞露灌肠的理解、配合程度。 (3)评估患者生活自理能力、肛周皮肤黏膜情况、既往疾病史。 2.携物品至床旁,核对患者并予解释。关好门窗。 3.戴手套。 4.协助患者取左侧卧位,暴露臀部,将臀部移至床沿,垫上尿垫,注意保暖,放松肛门外括约肌。 5.直肠栓剂给药 (1)开塞露塞肛:去除开塞露封口,挤出少许甘油润滑开塞露入肛门段,持开塞露球部,缓慢插入肛门,至开塞露颈部,快速挤压开塞露球部(图 7-13-2)。同时嘱患者深吸气,挤尽后,一手持纱布按摩肛门处,一手快速拔出开塞露外壳。 (2)甘油栓剂塞肛:将圆锥形甘油栓的包装纸打开,缓缓塞入肛门,而后轻轻按压肛门,尽量多待片刻,以使甘油栓充分融化后再排便。 6.观察患者反应(腹痛、腹胀、面色、便意等)。 7.安置患者,嘱患者保持原位 10min 后再排便。	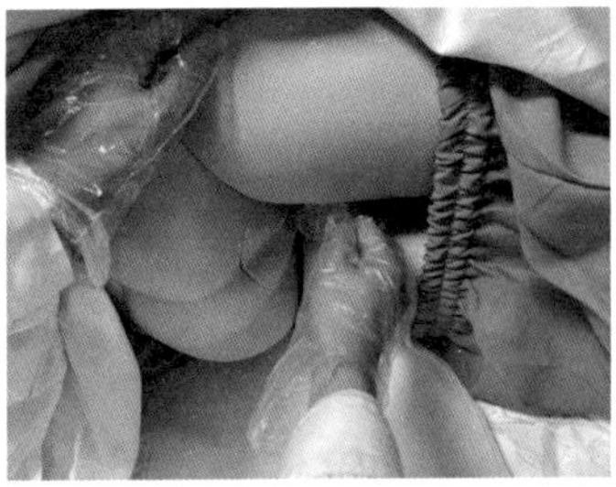 **图 7-13-2　快速挤压开塞露球部**
【操作后处理】 1.整理:安置患者,做好指导,整理用物,观察排便情况。 2.洗手,记录。	

五、注意事项

（一）孕妇、儿童不宜使用开塞露。开塞露可能会引起局部组织的强烈收缩,造成孕妇短暂缺血,引发慢性炎症。儿童则由于肠黏膜十分娇嫩,山梨醇的刺激会影响到他们的胃肠道功能。

（二）肠道穿孔、剧烈腹痛、痔疮伴有出血患者不宜使用甘油栓。

直肠栓剂给药

第十四节　造口袋护理

一、操作目的

（一）评估造口,清洁造口及周围皮肤,避免排泄物刺激造口周围皮肤,保持造口周围皮肤的完整性。

（二）与患者及其家属有效沟通,指导患者及家属正确裁剪造口袋、脱卸造口袋的方法及选择合适的造口袋。

二、适用范围

带有人工造口的患者,包括肠造口和泌尿造口。

三、用物准备

用物准备见表 7-14-1 和图 7-14-1。

表 7-14-1　用物准备

用物名称	数量	用物名称	数量
换药包	1	造口测量尺	1
清水或温水	1	剪刀	1
造口袋	1	手套	1
一次性中单	1	必要时备防漏膏、皮肤保护膜、	1
柔软的纸巾	1	造口护肤粉	
垃圾袋	1	速干手消液	1

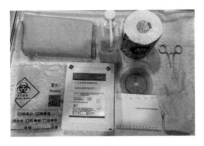

图 7-14-1 造口袋护理用物准备

四、操作步骤

操作步骤见表 7-14-2。

表 7-14-2 操作步骤

步骤及要点	注释及图解
【操作前准备】 1.自身准备:仪表端庄,规范洗手,戴口罩、帽子。 2.用物准备:备齐用物,质量检查。 3.患者准备:取舒适体位。 4.环境准备:清洁、光线明亮。注意保护患者隐私。	
【操作过程】 1.评估患者 (1)了解患者的自理能力,如视力、体力和手的灵活性。 (2)评估患者肠造口的位置;肠造口的类型;造口袋粘贴的稳定性;排泄物的量、性状。 2.核对患者,协助其取舒适卧位。关好门窗。 3.将垃圾袋挂在床边,一次性中单垫于同侧腰部,揭开腹部的衣物,露出造口,并用弯盘接造口排泄物。 4.更换步骤:脱、洗、干、穿。 (1)脱:①一件式:揭去原有造口袋,撕离时一手固定皮肤,另一手由上往下脱下造口袋底盘。②两件式:一手固定底盘,一手由上往下分离造口袋;一手按压皮肤,一手由上往下撕除底盘,注意避免损伤皮肤。对折造	

续表

步骤及要点	注释及图解
口袋底板弃置垃圾袋中(图 7-14-2)。 (2)洗:用柔软的纸巾初步清洁后,再用温水棉球轻柔地清洗造口及造口周围皮肤,清洗顺序应从外到内。禁用消毒剂或强碱性肥皂清洗,以免损伤皮肤(图 7-14-3)。 (3)干:用柔软纸巾抹干造口周围皮肤。观察造口及其周围皮肤情况,处理异常情况。若造口周围皮肤破损,可用造口护肤粉和皮肤保护膜进行处理。若造口偏小,可戴手套,手指涂液状石蜡进行扩张(图 7-14-4~图 7-14-5)。 (4)穿:①用造口测量尺测量造口大小形状,并在造口袋底盘上汇线,做记号(图 7-14-6)。②裁剪:用剪刀沿记号裁剪(一般比测量的造口尺寸大2~3mm),裁剪大小适宜(图 7-14-7)。③粘贴:撕开底盘的保护纸,依照造口位置由下往上粘贴造口袋(一件式)或底盘(两件式),轻压内侧周围,再由内向外侧加压,使造口袋紧贴在皮肤上。若为开口袋,用夹子夹紧袋尾部(图 7-14-8~图 7-14-11)。	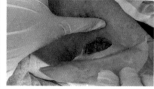 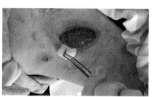 图 7-14-2　一手固定皮肤,　图 7-14-3　温水棉球清洗 另一手由上往下脱　　造口及造口周围皮肤 下造口袋底盘 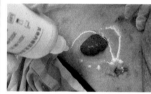 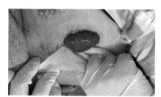 图 7-14-4　使用造口粉　　图 7-14-5　使用皮肤保护膜 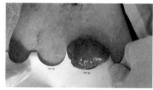 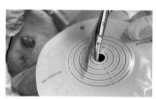 图 7-14-6　测量尺测量造口大小　图 7-14-7　裁剪大小 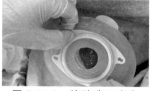 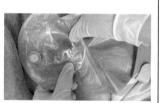 图 7-14-8　粘贴造口底盘　　图 7-14-9　扣上造口袋 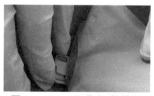 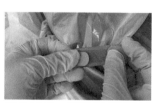 图 7-14-10　两指捏紧锁扣　图 7-14-11　造口袋底部封口

续表

步骤及要点	注释及图解
【操作后处理】 1.整理:去除垃圾袋,妥善安置患者,处理污物,保持环境整洁,洗手。 2.记录:造口及周围皮肤的情况,排泄物的形状、颜色、量、气味,患者反应及接受能力。	

五、注意事项

(一)注意保护患者的隐私。

(二)更换造口袋时注意观察肠黏膜的色泽、肠蠕动,观察造口大小及形状,观察造口周围皮肤。

(三)更换造口袋时应防止肠内容物排出而污染造口周围皮肤。

(四)脱下造口袋时动作要轻柔,注意保护皮肤,防止损伤。粘贴前要保证周围皮肤清洁干燥。

(五)造口袋底盘与造口黏膜之间要保持适当空隙,避免过大或过小。过大,排泄物会对皮肤造成刺激;过小,会引起造口缺血坏死。

(六)护理过程中,应向患者及家属详细介绍操作步骤、操作要点及注意事项,指导患者或家属如何更换、清洗造口袋。

(七)若使用造口辅助用品,应在使用之前认真阅读产品说明书。

造口袋护理

第十五节　普通伤口护理

一、操作目的

保持伤口清洁,预防伤口感染,促进伤口愈合。

二、适用范围

需要换药的普通伤口。

三、用物准备

用物准备见表 7-15-1 和图 7-15-1。

表 7-15-1　用物准备

用物名称	数量
换药包	1
生理盐水	1
自粘敷贴	1
速干手消液	1
垃圾袋	1
治疗巾	1

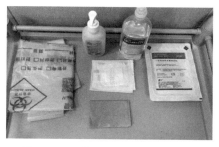

图 7-15-1　普通伤口护理用物准备

四、操作步骤

操作步骤见表 7-15-2。

表 7-15-2　操作步骤

步骤及要点	注释及图解
【操作前准备】 1.自身准备:仪表端庄,规范洗手,戴口罩、帽子。 2.用物准备:备齐用物,质量检查。 3.患者准备:取舒适体位。 4.环境准备:清洁、光线明亮。注意保护患者隐私。	
【操作过程】 1.评估患者 (1)了解患者的基础疾病、既往史、药物过敏史。 (2)评估患者体质、心理状态、对疼痛耐受度、伤口形成的时间、伤口情况。 2.核对患者,协助其取舒适卧位,暴露操作部位,注意保暖。	

步骤及要点	注释及图解
3.铺治疗巾于伤口所在的身体下,揭除旧敷料,判断伤口渗液的量、颜色、性状,伤口是否有异味。若敷料有粘连,先用生理盐水湿润后再去除,丢入黄色医用垃圾袋,同时脱去手套(图7-15-2)。3.再次手卫生。打开换药包,用聚维酮碘棉球消毒伤口及伤口周围皮肤半径5cm以上(图7-15-3)。 4.观察伤口生长情况,伤口是否有红肿、裂开情况。 5.内层使用无菌纱布,外层使用自粘敷贴包扎伤口(图7-15-4~图7-15-5)。	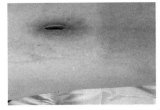 图7-15-2 铺治疗巾于伤口所在的身体下,揭除旧敷料,判断 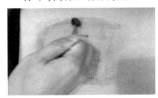 图7-15-3 消毒伤口及伤口周围皮肤 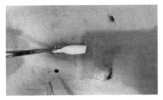 图7-15-4 内层使用无菌纱布 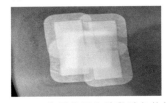 图7-15-5 外层使用自粘敷贴包扎伤口
【操作后处理】 1.整理:去除垃圾袋,妥善安置患者,处理污物,保持环境整洁,洗手。 2.记录:伤口情况,换药过程。	

五、注意事项

(一)换药过程要注意保暖,并遮挡隐私部位。

（二）换药时置患者于安全舒适的体位，并随时观察患者的反应。

（三）严格遵守无菌操作，如患者有多个伤口，切勿同时暴露。伤口处理顺序为：无菌伤口—清洁伤口—感染伤口。

（四）注意动态观察伤口变化，发现继发感染等情况应指导患者到医院就诊处理。

普通伤口换药

第十六节　PICC 维护

一、操作目的

保持置管处敷料清洁干燥，预防导管相关性感染。

二、适用范围

（一）治疗间歇期至少每 7 天冲洗导管一次，同时更换敷贴和无针输液接头。

（二）穿刺点周围局部皮肤异常或固定膜脱起，则需要及时更换敷贴。

三、用物准备

用物准备见表 7-16-1 和图 7-16-1。

表 7-16-1　用物准备

用物名称	数量	用物名称	数量
PICC 换药包	1	污物桶	1
输液接头	1	利器盒	1
20mL 针筒	1	免洗消毒液	1
生理盐水 20mL	1	皮尺	1

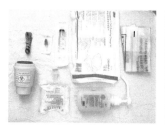
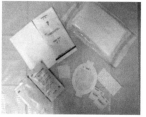

图 7-16-1　PICC 维护用物准备

四、操作步骤

操作步骤见表 7-16-2。

表 7-16-2 操作步骤

步骤及要点	注释及图解
【操作前准备】 1.自身准备:仪表端庄,规范洗手,戴口罩、帽子。 2.用物准备:备齐用物,质量检查。 3.患者准备:排便,取舒适体位。 4.环境准备:清洁、光线明亮。注意保护患者隐私。	
【操作过程】 1.评估患者:评估导管置管时间、固定情况、导管刻度,是否存在并发症。 2.携用物至患者旁,核对患者,向患者进行解释,帮助者取舒适体位。 3.戴手套,用 20mL 生理盐水针筒预冲洗无菌输液接头并连接备用(图 7-16-2)。 4.暴露穿刺部位,垫治疗巾。 5.撕除旧敷料:先撕松周边敷料,一手将延长管位置调整向下并固定延长管,另一手以"0°或 180°"的角度轻柔撕除敷料,观察穿刺点有无异常、导管外露刻度,并询问患者有无不适(图 7-16-3)。 6.用快速免洗消毒液清洁双手。 7.先用 75%酒精棉棒由内至外螺旋式消毒皮肤 3 次,去残胶,用力适中,待干;再用 2%葡萄糖酸氯己定乙醇大棉棒由内至外螺旋式消毒皮肤及导管 3 次,待干,消毒范围大于 10cm×12cm(图 7-16-4~图 7-16-5)。	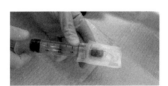 图 7-16-2 预冲洗无菌输液接头 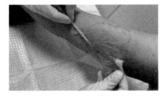 图 7-16-3 撕除旧敷料 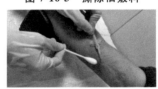 图 7-16-4 75%酒精棉棒消毒 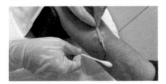 图 7-16-5 2%葡萄糖酸氯己定消毒

续表

步骤及要点	注释及图解
8.打开75%无菌酒精棉片,取下原有输液接头,用75%酒精棉片螺旋式消毒导管接头横截面及外围(图7-16-6)。 9.PICC维护时,用20mL生理盐水针筒连接导管,抽回血确定导管在静脉内(图7-16-7),脉冲方式冲洗导管并行正压封管(图7-16-8)。 10.导管固定:将体外导管放置呈U形,用无菌透明敷贴以穿刺点为中心覆盖,胶布带固定连接器及输液接头,胶布固定时使用高举平台法。在透明敷贴标签上注明穿刺日期及更换日期并签名,将标签贴于敷料边缘(图7-16-9)。	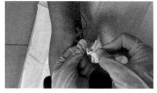 图7-16-6　螺旋式消毒导管接头 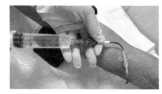 图7-16-7　抽回血确定导管在静脉内 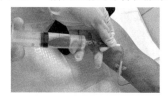 图7-16-8　脉冲冲洗导管并行正压封管 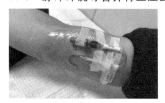 图7-16-9　U形固定导管
【操作后处理】 1.整理:安置患者,整理用物。 2.洗手,记录。	

五、注意事项

(一)每天对穿刺点进行视诊和触诊,了解有无触痛及感染征象。

(二)导管置入24h后需做第一次敷料更换,常规每7天更换一次无菌透明敷贴,若有内固定,必须使用无菌胶带。

（三）更换敷贴时，脱出的导管不应被重新送入。

（四）在敷贴的标签纸上注明：穿刺时间、更换敷料时间、操作者姓名。

PICC 维护

（五）告知患者保持穿刺部位清洁干燥，妥善保护体外导管部分。如贴膜有卷曲、松动或贴膜下有汗液、渗血，须及时更换敷料。

第十七节　植入式输液港(PORT)维护

一、操作目的

冲洗输液港，保持通畅。

二、适用范围

（一）治疗期间敷料、无损针至少每 7 天更换一次。治疗间歇期每 4 周冲洗封管一次。

（二）穿刺点周围局部皮肤异常或固定膜脱起，则需要及时更换敷贴。

三、用物准备

用物准备见表 7-17-1 和图 7-17-1。

表 7-17-1　用物准备

用物名称	数量	用物名称	数量
PICC 维护包	1	胶布	1
无损伤蝶翼针	1	垃圾袋	1
输液接头	1	利器盒	1
肝素稀释液/生理盐水	1	免洗消毒液	1
20mL 针筒	1		

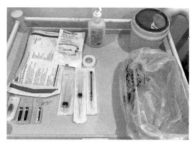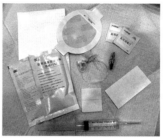

图 7-17-1　植入式输液港(PORT)维护用物准备

四、操作步骤

操作步骤见表 7-17-2。

表 7-17-2　操作步骤

步骤及要点	注释及图解
【操作前准备】 1.自身准备:仪表端庄,规范洗手,戴口罩、帽子。 2.用物准备:备齐用物,质量检查。 3.患者准备:取舒适体位。 4.环境准备:清洁、光线明亮。注意保护患者隐私。	
【操作过程】 1.评估患者 (1)评估患者整体情况。 (2)评估患者置管部位局部情况,如输液港的位置、局部皮肤有无异常、皮下脂肪的厚度、注射座是否翻转等,是否适合居家维护。 2.核对患者,做好解释,暴露输液港植入部位。 3.检查输液港上方及周边皮肤,触摸输液港港体的周边并确定注射座位置。 4.用快速免洗消毒剂消毒双手,打开 PICC 维护包,将所需无菌物品"打入"无菌区内,戴无菌手套。 5.用注射器抽取 20mL 生理盐水连接无损伤针,排气,预冲输液接头,夹闭延长管(注意不要污染无菌手套,必要时请助手协助)(图 7-17-2)。准备好 5mL 肝素稀释液。	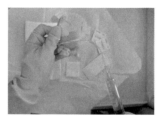 图 7-17-2　注射器抽取 20mL 生理盐水预冲无损伤针

步骤及要点	注释及图解
6.以输液港港体为中心,先使用75％酒精再使用氯己定棉棒,由内向外螺旋式摩擦消毒皮肤(范围大于 10cm×12cm)各 3 遍(图7-17-3)。 7.铺治疗巾,用左手触诊输液港港体,确认港体位置。用左手拇指、食指、中指固定港体,注意不要过度绷紧皮肤。 8.右手持无损伤针自左手三指中心处垂直刺入港体的穿刺隔膜,经皮肤和硅胶隔膜,直至港体底部,遇阻力不要强行进针(图7-17-4)。 9.打开延长管,轻轻回抽见回血后,用 20mL生理盐水以脉冲方式进行冲管夹闭无损伤针延长管上的输液夹(图7-17-5)。 10.用无菌纱布垫在针翼下方(注意不要遮盖穿刺点),预防针翼对港体上方皮肤的摩擦、压迫(图7-17-6)。 11.用无菌透明敷贴以穿刺针为中心进行覆盖、固定,在透明敷贴标签上注明穿刺日期并签名,将标签贴于敷料边缘。撤除治疗巾(图7-17-7)。 12.做好宣教。 13.如需用药,按常规连接输液。	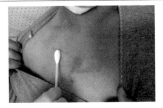 图 7-17-3　棉棒由内向外螺旋式摩擦消毒皮肤 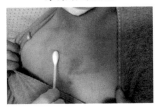 图 7-17-4　右手持无损伤针垂直刺入港体的穿刺隔膜 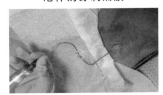 图 7-17-5　回抽见回血后用 20mL生理盐水以脉冲方式进行冲管 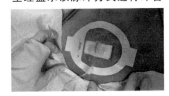 图 7-17-6　用无菌纱布垫在针翼下方 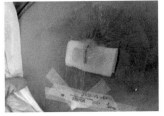 图 7-17-7　覆盖、固定透明敷贴,标签上注明穿刺日期并签名

续表

步骤及要点	注释及图解
【操作后处理】 1.整理:安置患者,做好宣教,整理用物。 2.洗手,记录。	

五、注意事项

（一）护士须经规范培训后方可进行输液港日常使用和维护。

（二）严格执行无菌操作原则。

（三）抽吸无回血时,应立即停止输液治疗,寻找原因,必要时行胸部 X 线检查,确认输液港位置。

（四）治疗期间敷料、无损伤针至少每 7 天更换 1 次。

（五）尽可能避免从皮下输液港抽血。

（六）冲、封管和静脉注射给药时必须使用 10mL 以上注射器,以防止压强过大而损伤导管、瓣膜或导管与注射座连接处。

植入式输液港
（PORT）维护

（七）治疗间歇应每 4 周冲、封管 1 次。

第十八节　雾化吸入

一、操作目的

湿化气道、稀释痰液、帮助祛痰、改善通气功能。

二、适用范围

支气管哮喘、支气管炎、毛细支气管炎、肺炎、过敏性咳嗽、变应性鼻炎、咽喉炎、急性发作期等。

三、用物准备

用物准备见表 7-18-1 和图 7-18-1。

表 7-18-1　用物准备

用物名称	数量	用物名称	数量
雾化吸入器	1	按医嘱准备雾化液	1
氧气装置 1 套	1	氧气筒	1
垃圾袋	1	手消液	1

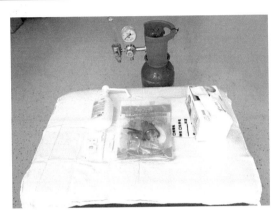

图 7-18-1　雾化吸入用物准备

四、操作步骤

操作步骤见表 7-18-2。

表 7-18-2　操作步骤

步骤及要点	注释及图解
【操作前准备】 1.自身准备:仪表端庄,规范洗手,戴口罩、帽子。 2.用物准备:备齐用物,质量检查。 3.患者准备:取合适的半坐卧位或坐位。 4.环境准备:清洁、光线明亮。	
【操作过程】 1.评估患者呼吸音,进行深呼吸和有效咳嗽宣教。 2.核对医嘱,正确配置药液,做好准备。 3.携用物至患者旁,核对患者,做好解释。	

续表

步骤及要点	注释及图解
4.连接雾化器与氧气装置,调节氧流量 6～8L/min,将面罩罩住患者口鼻或咬嘴放入患者口中(图 7-18-2～图 7-18-3)。 5.指导患者用口吸气、用鼻呼气,如此反复,直至药液吸完为止。雾化时间一般为 15～20min。 6.治疗完毕,移开雾化装置,关闭氧气。 7.安置患者,给予舒适卧位,必要时协助患者进行有效咳嗽排痰。	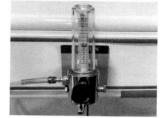 图 7-18-2　调节氧流量 6～8L/min 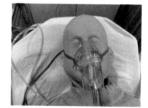 图 7-18-3　面罩罩住患者口鼻
【操作后处理】 1.整理用物。 2.记录雾化吸入的效果及患者反应。	

五、注意事项

(一)遵循无菌操作原则,按医嘱配制雾化液。

(二)雾化前,应先进行肺部评估,闻及患者有明显痰鸣音时,应鼓励患者咳嗽、咳痰后再行雾化吸入,以免痰液引起窒息。

(三)雾化前,宣教正确的呼吸方式和有效咳嗽的方法,并评估患者掌握情况;若患者涂有油性面膏,需清除,并嘱患者勿让药液或气溶胶进入眼中,减少刺激。

(四)雾化过程中密切观察患者呼吸、咳嗽等情况。

(五)使用含激素成分的雾化液时,应嘱患者用药后及时漱口、洗脸。

(六)根据产品说明书进行操作,氧气雾化应选用有减压装置的流量表,禁止连接湿化瓶,以免湿化瓶爆裂。

(七)手压式雾化器使用后放在阴凉处(30℃以下),每次喷1～2次,两次使用间隔时间不少于 3～4h。

雾化吸入

第十九节　膀胱冲洗

一、操作目的

清洁膀胱;抗感染;防止膀胱内血块形成,保持引流通畅;加入特殊药物起到治疗作用。

二、适用范围

前列腺增生、膀胱肿瘤、膀胱结石、各种原因引起的严重血尿。

三、用物准备

用物准备见表 7-19-1 和图 7-19-1。

表 7-19-1　用物准备

用物名称	数量	用物名称	数量
输液架	1	消毒棉签	1
输液器	1	手套	1
冲洗液	1	血管钳或卵圆钳	1
冲洗液标识	1		

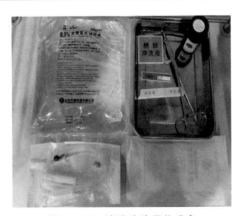

图 7-19-1　膀胱冲洗用物准备

四、操作步骤

操作步骤见表 7-19-2。

表 7-19-2　操作步骤

步骤及要点	注释及图解
【操作前准备】 1.自身准备:仪表端庄,规范洗手,戴口罩、帽子。 2.用物准备:备齐用物,质量检查。 3.患者准备:取舒适体位。 4.环境准备:清洁、光线明亮。注意保护患者隐私。	
【操作过程】 1.评估患者 (1)评估患者的病情、意识、排尿情况、尿液性状、治疗情况。 (2)评估患者的合作程度。 (3)评估患者的膀胱充盈度和会阴部情况。 2.携用物至患者旁,核对患者身份,做好解释,关闭门窗,为患者遮挡。 3.戴手套。 4.将膀胱冲洗液悬挂在输液架上,冲洗液高度距床面 60cm 左右,将输液器与冲洗液连接,排气至接头处,备用(图 7-19-2)。 5.用卵圆钳夹闭尿管三腔连接处(图 7-19-3)。 6.左手持尿管冲洗支根部,按更换引流袋方法消毒尿管冲洗连接处,并和输液器接头处连接图(7-19-4)。 7.调节冲洗速度 (1)持续冲洗:松开卵圆钳,同时放开冲洗管和引流管,冲洗液灌入膀胱后即从引流管引出。 (2)间歇冲洗:松开卵圆钳,夹闭引流管,放开冲洗管。待患者有尿意或冲洗液进入 200~300mL 后,夹闭冲洗管,放开引流管,将冲洗液全部引流出,再夹闭引流管。按需要如此反复冲洗。如滴入治疗用药,须在膀胱内保留 30min 后再引流出体外。 8.观察膀胱情况,患者主诉。	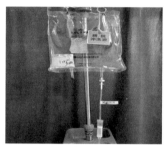 图 7-19-2　冲洗液与输液器连接,备用 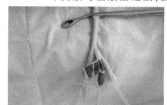 图 7-19-3　卵圆钳夹闭尿管三腔连接处 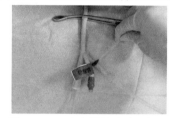 图 7-19-4　消毒尿管冲洗连接处
【操作后处理】 1.整理:安置患者,做好宣教,整理用物。 2.洗手,记录。	

五、注意事项

（一）严格执行无菌操作，防止医源性感染。

（二）先评估膀胱充盈程度，膀胱空虚患者可以冲洗。膀胱充盈患者先要查看有无尿管堵塞，尿管堵塞者先用 50mL 针筒抽出血块或脱落组织，尿管通畅后方可冲洗。

（三）冲洗速度根据流出液的颜色进行调节，一般为 80～100 滴/分钟，液体冲入的速度和冲出的速度保持平衡。

（四）冲洗过程中嘱患者深呼吸，尽量放松。寒冷气候，冲洗液应加温至 38～40 ℃，以防冷刺激膀胱。

（五）冲洗时，注意观察引流液性状，出现鲜血、导管堵塞或患者感到剧痛不适等情况，应立即停止冲洗。

（六）间断冲洗注意灌注速度不宜过快，如灌注过快，可造成膀胱痉挛，造成患者下腹部疼痛。放尿也不宜过快，避免膀胱压骤降引起黏膜出血。

膀胱冲洗

第二十节　腹膜透析换液护理

一、操作目的

排除患者体内的代谢废物和多余水分，以替代肾脏功能；纠正水、电解质和酸碱失衡。

二、适用范围

急慢性肾衰竭带有腹透管，适合居家治疗的患者。

三、用物准备

用物准备见表 7-20-1 和图 7-20-1。

表 7-20-1 用物准备

用物名称	数量	用物名称	数量
碘伏帽	12	污物桶	1
导管夹 2 个	1	速干手消液	1
腹膜透析液			

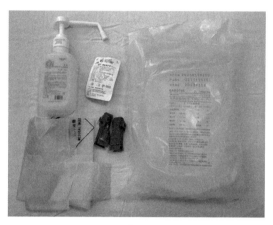

图 7-20-1 腹透护理物准备

四、操作步骤

操作步骤见表 7-20-2。

表 7-20-2 操作步骤

步骤及要点	注释及图解
【操作前准备】 1.自身准备:仪表端庄,规范洗手,戴口罩、帽子。 2.用物准备:备齐用物,检查腹透液外包装袋、有效期、浓度、温度、有无渗漏;检查碘伏帽外包装和有效期(图 7-20-2)。 3.患者准备:取舒适体位。 4.环境准备:清洁、光线明亮。注意保护患者隐私。	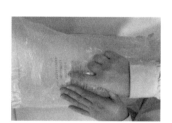 图 7-20-2 检查腹膜透析液

步骤及要点	注释及图解

【操作过程】

1.评估患者病情是否稳定,腹腔内是否留有腹透液。

2.携用物至患者旁,核对患者姓名。

3.向患者做好解释。询问是否需要大小便,取合适体位。

4.打开腹透液外袋,取出腹透液,检查接口拉环、管路、出口塞和透析液是否完好,透析液是否澄清无杂质(图7-20-3)。

5.腹透液称重记录。

6.取出患者身上的短管并确保短管处于关闭状态(图7-20-4)。

7.连接前再次洗手。

8.拉开接口拉环,取下外接短管上的碘伏帽(图7-20-5)。

9.旋转腹透液管路连接端口与短管末端迅速相连,连接时短管口保持水平,注意无菌操作(图7-20-6)。

10.悬挂腹膜透析液袋,透析液袋挂在高于患者腹部约 50~60cm 处。

11.用管路夹子夹住入液管路(图7-20-7)。

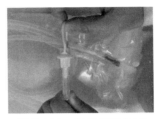

图 7-20-3　检查接口拉环

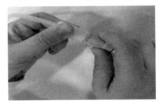

图 7-20-4　检查短管关闭状态

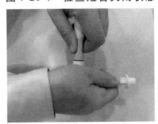

图 7-20-5　取下拉环及碘伏帽

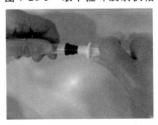

图 7-20-6　腹透液管路与短管连接

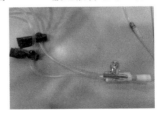

图 7-20-7　夹闭入液管路

续表

步骤及要点	注释及图解
12.折断出口塞(图7-20-8)引流袋放低位引流,置于塑料盆内,低于患者腹部50～60cm处。光面朝上。 13.将短管开关旋开,开始引流。观察引流是否通畅,引流液是否浑浊(图7-20-9)。 14.引流完毕后关闭短路。 15.移开入液管路的夹子。观察透析液流入引流袋,约5s。用管路夹子夹住引流管,打开短管旋转开关开始灌注。 16.灌注结束后关闭短管。 17.再用另一个管路夹子夹住入液管路。 18.撕开碘伏帽的外包装,检查帽盖内海绵是否浸润碘液(图7-20-10)。 19.将短管与腹膜透析液分离,短管口保持水平,旋紧碘伏帽至完全密合(图7-20-11)。 20.透出液称重,观察引流液(图7-20-12)。	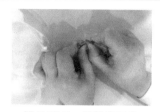 图7-20-8　折断出口塞 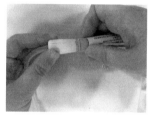 图7-20-9　短管开关打开 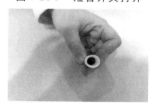 图7-20-10　检查碘伏帽 (实际操作中开口应朝下) 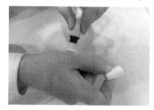 图7-20-11　分离腹透液与短管 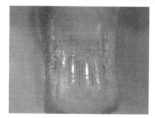 图7-20-12　观察腹透液,能看清 腹透液下纸上的字

续表

步骤及要点	注释及图解
【操作后处理】 1.整理:安置患者,做好宣教,整理用物,计算超滤量。 2.洗手,记录。	

五、注意事项

（一）更换透析液时,要注意环境清洁、光线充足,交换透析液的场所要定期打扫、紫外线灯消毒和定期开窗通风。

（二）操作者必须经过专业培训及考核合格。

（三）无论腹腔是否存留腹透液,灌入前均须先引流腹透液。

（四）灌入腹透液前,排气至少 5s,并检查排气是否成功,以免空气进入腹腔引起不适。

（五）应注意检查透析导管与外接短管接头之间的紧密连接,避免脱落及腹腔外管路扭曲。

（六）每次操作前须仔细检查管路有无破损,一经发现应立即更换。

（七）注意腹膜透析导管保护,进行腹膜透析操作时应避免牵拉摆动腹膜透析导管。

（八）在进行接头连接时应注意无菌操作,避免接头污染。

（九）碘伏帽一次性使用。

（十）引流液出现浑浊或可疑浑浊应联系医生,并留取浑浊腹透液送检。

（十一）透析过程中出现异常情况,如灌注不畅、引流时间过长、腹痛、出口处异常等,应做好记录并通知医生。

（十二）腹透液双空袋加管路约 200mL,称量腹透液时应减去重量。

（十三）操作结束妥善固定短管,正确处置腹透引流液,用专用剪刀剪开引流袋上方,将引流液排入马桶后冲水,再将双联外袋绕卷后放入医疗垃圾袋统一回收。若患者合并传染性疾病,引流液需用 2500mg/L 以上的含氯消毒液浸泡半小时以上。

腹透护理

参考文献

急诊氧气治疗专家共识组. 急诊氧气治疗专家共识[J]. 中华急诊医学杂志，2018,27(4):355-360.

马小琴. 护理学基础,第 2 版[M]. 北京:人民卫生出版社,2017.

邱志军,罗小萌. 基础护理技术,第 1 版[M]. 上海:同济大学出版社,2017.

王惠琴,金静芬. 护理技术规范与风险防范流程[M]. 浙江:浙江大学出版社,2010.

熊振芳,李春卉,陈丽. 基础护理学[M]. 武汉:华中科技大学出版社,2017.

Lavonas E J, Drennan I R, Gabrielli A, et al. Part 10: Special Circumstances of Resuscitation: 2015 American Heart Association Guidelines Update for Cardiopulmonary Resuscitation and Emergency Cardiovascular Care[J]. Circulation,2015,132(18 Suppl 2):S501-18.

第八章　母婴护理操作技术规范

仇春波

第一节　母乳喂养指导

一、操作目的

（一）对刚出生的新生儿进行母乳喂养指导。

（二）母乳是婴儿最理想的食物和饮料,能满足婴儿生后头 4～6 个月的生长需要。

（三）对于适合进行母乳喂养的刚出生的新生儿,采用促进哺乳的多种方式以达到成功母乳喂养的目的。

二、适用范围

适用于出生到两年或者两年以上的母乳喂养。

三、用物准备

用物准备见表 8-1-1 和图 8-1-1。

表 8-1-1　用物准备

用物名称	数量	用物名称	数量
面盆	1	热水	1
长毛巾	2	靠背椅	1
小毛巾	2	储乳容器	1
水温计	1		

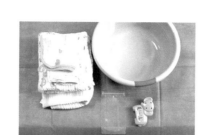

图 8-1-1 母乳喂养指导用物准备

四、操作步骤

操作步骤见表 8-1-2。

表 8-1-2 操作步骤

步骤及要点	注释及图解
【操作前准备】 1.自身准备：仪表端庄，规范洗手，戴口罩、帽子(图 8-1-2)。 2.用物准备：备齐用物，质量检查。 3.乳母准备：修剪指甲，清洁双手，用 37～38℃温热水清洁乳母双乳。 4.环境准备：关门窗，室内环境安静、整洁、光线柔和。室温调至 24～26℃。	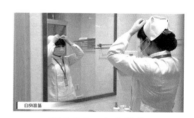 图 8-1-2 自身准备
【操作过程】 1.正确的喂奶姿势 (1)坐位(图 8-1-3)。 (2)侧卧位(图 8-1-4)。 (3)新生儿的耳、肩及臀部呈一直线。 (4)新生儿的身体面对并贴近母亲身体。 (5)新生儿面对乳房，鼻尖对乳头。 (6)母亲应抱紧新生儿贴近自己，使新生儿的头和颈得到支撑(刚出生的孩子则应托着他的臀部)； (7)新生儿头和颈得到支撑，母亲还应托住新生儿的臀部。	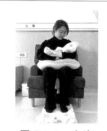 图 8-1-3 坐姿 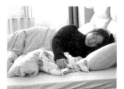 图 8-1-4 卧姿

续表

步骤及要点	注释及图解
2.托乳房的正确手法("C"型托乳房方法;图8-1-5) (1)将大拇指与其他四指分开。 (2)食指至小指四指并拢并紧贴在乳房下的胸壁上,用食指托住乳房的底部。 (3)用大拇指轻推乳房的上部,以免堵住新生儿鼻孔而影响其呼吸。 (4)托乳房的手不要离乳头太近,以免影响婴儿的含接。 3.新生儿的正确含接姿势(图8-1-6) (1)新生儿嘴张大。 (2)下唇外翻,含住乳头及大部分乳晕。 (3)舌头呈勺状环绕乳晕。 (4)面颊鼓起呈圆形。 (5)婴儿口腔上方可见更多的乳晕。 (6)慢而深地吸吮,能看到或听到吞咽。	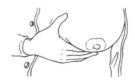 图 8-1-5　托乳房方法 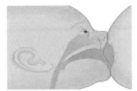 图 8-1-6　新生儿含接姿势

五、注意事项

(一)哺乳前:揉一揉乳房或用热毛巾敷一下乳房,有利刺激排乳,可以避免新生儿过长时间的吸吮;哺乳前不能用肥皂、酒精等刺激性强的物品擦乳头,以免引起乳头损伤。

(二)哺乳时:一定要将乳头及乳晕的大部分放入新生儿口腔中,这样吸吮对母亲乳房的牵扯较小,新生儿也容易很快吃饱。

(三)结束前:要用食指轻轻地压新生儿的下颌,让其自然地吐出乳头,千万不要硬拽乳头,反复硬拽可引起乳头或乳房的损伤。

(四)哺乳后:可用少许自己的乳汁涂抹在乳头上,由于人乳有丰富的蛋白质,可对乳头起到保护作用。

母婴喂养指导

第二节　手工挤奶

一、操作目的

促进血液循环,疏通乳腺管阻塞,消除由于静脉充盈、淋巴潴留及间质水肿造成的乳房胀痛,降低乳腺炎的发生。

二、适用范围

(一)缓解奶胀。

(二)去除乳管堵塞或乳汁淤积。

(三)新生儿因疾病而母婴分离、在母亲工作或外出时、母亲或新生儿生病时、保持泌乳。

(四)早产儿、低体重儿、没有吸吮能力时。

(五)乳头条件不好,影响吸吮时。

三、用物准备

用物准备见表 8-2-1 和图 8-2-1。

表 8-2-1　用物准备

用物名称	数量	用物名称	数量
面盆	1	热水	1
毛巾	1	靠背椅	1
按摩精油	1	储乳容器	1

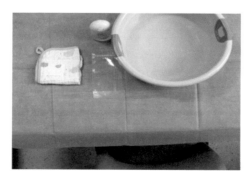

图 8-2-1　手工挤奶用物准备

四、操作步骤

操作步骤见表 8-2-2。

表 8-2-2　操作步骤

步骤及要点	注释及图解
【操作前准备】 1.自身准备：仪表端庄，规范洗手，戴口罩、帽子(图 8-2-2)。 2.用物准备：备齐用物，质量检查。 3.乳母准备：坐位或站位均可，以自己感到舒适为准。 4.刺激射乳反射：可以喝些热饮，用毛巾热敷乳房，轻轻拍打或按摩乳房，也可以让家人帮助按摩背部 3～5min(图 8-2-3)。 5.环境准备：关门窗，室内环境安静、整洁、光线柔和。室温调至 24～26℃。	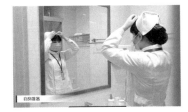 图 8-2-2　自身准备 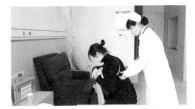 图 8-2-3　按摩背部
【操作过程】 1.正确的姿势 母亲的姿势应前倾，将准备好的容器靠近乳房。 2.挤奶手法 (1)在距乳头根部 2cm 的乳晕周围，用拇指及食指向胸壁方向轻轻挤压和放松，手指不能在皮肤上滑动，注意挤压不可太深，否则将引起乳腺导管阻塞(图 8-2-4)。 (2)沿乳头依次挤压所有的乳窦。 (3)反复一压一放，操作时不应引起疼痛，否则方法错误。 (4)依各个方向按照同样方法挤压乳晕，要做到使乳房内每一个乳窦的乳汁都被挤出。 (5)不要挤压乳头，因为挤压乳头不会出奶。 (6)一侧乳房至少挤压 3～5min,待乳汁少了，再挤压另一侧乳房。如此反复数次。	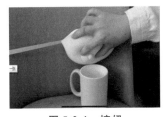 图 8-2-4　挤奶

续表

步骤及要点	注释及图解
(7)每次挤奶的时间以 20min 为宜,双侧乳房轮流进行。产后数日的妈妈,奶水不是太多,挤奶时间应适当长一些。如果婴儿一整天都不吃奶的话,一天应挤奶 6~8 次,这样才能保证较多的泌乳量。 3.乳汁收集及保存 冷藏(2~4℃)可保存 24h;冷冻(-18℃)条件下可保存 3~6 个月。	

五、注意事项

(一)操作时应注意手指不应有滑动或摩擦式动作,避免磨损皮肤。

(二)不要挤压乳头,包括新生儿吃奶时只吸吮乳头是不会出乳汁的。

(三)挤奶的过程中为避免疲劳,双手可交换使用。特别是在分娩后的最初几天,泌乳量少,挤奶时间不宜过短,应相对延长。

(四)母亲应根据孩子的月龄和对奶的需求量安排挤奶的频率和时长。通常情况下,挤奶次数是随着孩子月龄的增加而减少的。

(五)一般情况下,母婴分离的产妇在分娩后 6h 之内开始挤奶。每隔 2~3h 挤一次,建立和保持母亲乳汁分泌。手工挤奶时,一侧乳房挤 3~5min 后换另一侧,反复进行,每次挤奶持续时间 20~30min 为宜。若使用吸乳器,则持续时间以 10~15min 为宜,避免过度负压损伤乳头。

手工挤奶

第三节　产后会阴伤口护理

一、操作目的

可以保持患者会阴及肛门部清洁,促进患者的舒适和会阴部伤口的愈合,防止生殖系统、泌尿系统的逆行感染。

二、适用范围

适用于产后会阴有伤口者。

三、用物准备

用物准备见表 8-3-1 和图 8-3-1。

表 8-3-1　用物准备

用物名称	数量	用物名称	数量
一次性护理垫	1	会阴擦洗包	1
一次性手套	1	污物桶	1

备注：会阴擦洗包内放弯盘 2 个、镊子 2 把、消毒棉球 1 包、干纱布 1 片。

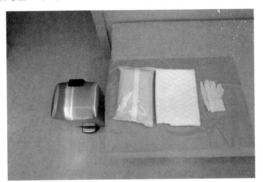

图 8-3-1　产后会阴伤口护理用物准备

四、操作步骤

操作步骤见表 8-3-2。

表 8-3-2　操作步骤

步骤及要点	注释及图解
【操作前准备】 1. 自身准备 (1)仪表端庄,戴口罩(图 8-3-2)。 (2)做自我介绍,向产妇解释目的,取得产妇配合。 (3)注意保护产妇隐私,请家属回避。 (4)清洗双手,站立于产妇右侧。	 图 8-3-2　自身准备

续表

步骤及要点	注释及图解
2.用物准备 备齐用物,质量检查。 3.产妇准备 (1)排空膀胱,仰卧于床上,将一次性护理垫放于臀下(图8-3-3)。 (2)协助脱去裤腿,双膝屈曲分开。 4.环境准备 关门窗,室内环境安静、整洁、光线柔和。室温调至24～26℃。	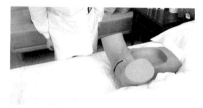 图8-3-3　膀胱截石位
【操作过程】 1.解开卫生巾,按摩子宫,了解宫底高度、子宫软硬度,按压宫底,观察恶露色、质、量、气味,弃去卫生巾(图8-3-4)。 2.观察会阴伤口愈合情况,根据伤口有无感染决定擦洗顺序。 3.打开一次性会阴擦洗包,操作者戴一次性手套,将会阴擦洗包打开后置于两腿间,用双镊操作擦洗会阴部,一般擦洗两遍。 伤口无感染者:自上而下,由内向外,以会阴伤口为中心,由内向外(会阴伤口→小、大阴唇→阴阜→两侧大腿内侧上1/3→会阴→肛周→肛门)(图8-3-5)。 两遍擦洗顺序相同,根据产妇具体情况,必要时可增加擦洗次数直至擦净为止。每擦洗一个部位后换一个棉球,每遍范围逐渐缩小。 4.最后用无菌干纱布擦干外阴,按自上而下、先中间后周围的顺序(会阴伤口→小、大阴唇→阴阜→两侧大腿内侧上1/3→会阴→肛周→肛门)。	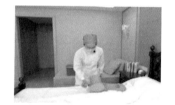 图8-3-4　观察恶露情况 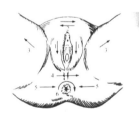 图8-3-5　会阴消毒
【操作后处理】 1.弃去用物,撤去护理垫,更换干净的卫生巾,穿上裤子,整理好床单位。 2.做好产后会阴伤口者的宣教。 3.整理用物,洗手,与产妇道别。	

五、注意事项

（一）擦洗时应注意观察会阴部及伤口有无红肿、分泌物性质，若有异常应及时处理。

（二）天冷时注意保暖。擦洗动作应轻柔，凡有血迹的地方均应擦洗干净。

（三）擦洗顺序、范围正确。若伤口感染，则最后擦洗伤口部位。

（四）擦洗面完全、无遗漏，无菌技术符合要求，凡是擦过肛门的消毒棉球和镊子均不可再用。

（五）操作熟练、认真、仔细；服务态度好，关心体贴产妇。

六、会阴伤口的自我护理

（一）注意会阴清洁

1.指导产妇保持个人卫生和护理会阴伤口的方法。为了防止伤口污染，每次便后需用温开水擦洗，切忌由后往前擦。

2.需频繁更换一次性护理垫，保持会阴清洁；卫生巾至少每3h更换1次。以免恶露污染伤口，可选择健侧卧位。

（二）防止会阴伤口裂开

1.一旦发生会阴伤口裂开，需立即返院治疗。

2.告知产妇食用容易消化的食物，增加蛋白以及维生素的摄入量，避免出现便秘的情况。

3.在必要情况下，可给予产妇开塞露，促进排便，防止伤口开裂。

4.指导产妇适当下床活动。

（三）防止会阴伤口感染

1.伤口局部有红、肿、热、痛等不适症状时不可轻视，应及时联系医务人员。

2.保持会阴清洁，注意营养摄取，适度运动。

3.产后6周内严禁性生活，过早恢复性生活可能会导致切口出血或生殖道感染。

产后会阴护理

第四节　新生儿沐浴

一、操作目的

预防感染并增进身体舒适。

二、适用范围

新生儿。

三、用物准备

用物准备见表 8-4-1 和图 8-4-1。

表 8-4-1　用物准备

用物名称	数量	用物名称	数量
沐浴车	1	衣服	1
治疗产	1	纸尿裤	1
大浴巾	1	安尔碘消毒棉签	1
小毛巾	1	抚触油	1
体温计	1		

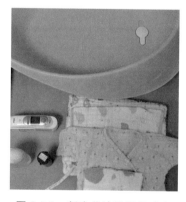

图 8-4-1　新生儿沐浴用物准备

四、操作步骤

操作步骤见表 8-4-2。

表 8-4-2　操作步骤

步骤及要点	注释及图解
【操作前准备】 1.自身准备:仪表端庄,规范洗手,戴口罩、帽子。向家属解释新生儿沐浴的目的,取得配合。 2.用物准备:备齐用物,质量检查。 3.新生儿准备:核对新生儿信息,检查皮肤及一般情况,检查脐带有无红肿、渗血、渗液、异常气味等。测量体温,记录体温。 4.环境准备:关门窗,室内环境安静、整洁、光线充足。室内保暖措施安全,室温调至24～26℃。播放轻音乐。	
【操作过程】 1.头面部清洗 (1)助产士用浴巾裹住新生儿身体,露出头、面部。 (2)用左臂夹住新生儿身体,左手托住头部,左手大拇指和中指压住双耳廓,防止水流入耳道(图8-4-2)。 (3)右手用拧干的湿毛巾擦洗双眼(由内眦到外眦)、鼻子、嘴巴、耳廓、外耳道等处,再擦洗面部(图8-4-3)。每擦一个部位要取毛巾另一清洁处。 (4)洗头时,用一手拇指、中指将新生儿双耳廓向内盖住耳孔。用水洗头部,必要时可使用洗发露,再用水冲净并擦干(图8-4-4)。 2.洗全身 (1) 助产士用手腕内侧再次测水温。 (2)拿掉浴巾,左手握住新生儿左肩及腋窝处,将头枕在护士左臂上,右手托住其双腿,缓慢入水。 (3) 依次擦洗颈部(图 8-4-5)、腋下、手、胸(图 8-4-6);腹、下肢、腹股沟、会阴、肛门(图 8-4-7);将新生儿调转至护士右前臂,左手洗净其背部(图8-4-8)。	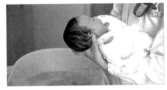 图 8-4-2　防止水流入耳道 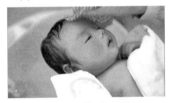 图 8-4-3　擦洗头面部 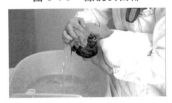 图 8-4-4　洗头 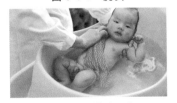 图 8-4-5　擦洗颈部

续表

步骤及要点	注释及图解
3.盆浴后护理 (1)洗毕,将新生儿抱回沐浴车上,迅速用毛巾包裹,擦干全身(图8-4-9)。 (2)脐部用安尔碘棉签擦拭2遍,保持干燥,用一次性护脐带包扎,必要时臀部涂抹护臀膏。 (3)穿好尿不湿,穿上衣裤,裹好包被。 再次核对,将新生儿交给家属,交代注意事项。	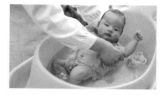 图8-4-6　依次擦洗腋下、手、胸 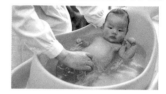 图8-4-7　依次擦洗腹、下肢、会阴 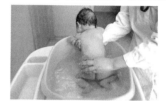 图8-4-8　清洗背部 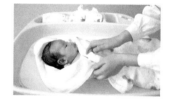 图8-4-9　擦干全身
【操作后处理】 1.整理用物,分类处理。 2.洗手,记录新生儿全身情况。	

五、注意事项

(一)注意观察新生儿情况,新生儿出生后体温未稳定前不宜沐浴。每个新生儿一张沐浴床垫,以防交叉感染。

(二)洗澡宜在吃奶前进行,以防在洗澡的过程中发生吐奶现象。

（三）洗头面时，用左手掌心托头，用拇指和中指分别将两侧耳廓折向上方堵住外耳道口，以防洗澡水流入耳内而引起耳内感染。

（四）如皮肤皱褶处有胎脂，应细心地轻擦，若不易去除，可涂以抚触油后再轻轻擦去。

（五）沐浴过程中不能离开新生儿，防止新生儿跌落。

（六）保持脐部干燥，注意有无红肿及分泌物。

新生儿沐浴

第五节 新生儿抚触

一、操作目的

有利于新生儿的生长发育，增加免疫力，增进食物的吸收和利用，减少新生儿哭闹，增进睡眠，促进新生儿健康成长，同时增进亲子感情。

二、适用范围

新生儿。

三、用物准备

用物准备见表 8-5-1 和图 8-5-1。

表 8-5-1　用物准备

用物名称	数量
沐浴车	1
衣服	1
纸尿裤	1
抚触油	1
大浴巾	1

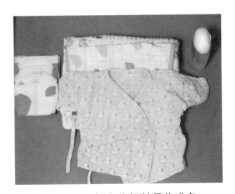

图 8-5-1　新生儿抚触用物准备

四、操作步骤

操作步骤见表 8-5-2。

表 8-5-2　操作步骤

步骤及要点	注释及图解
【操作前准备】 1.自身准备:仪表端庄,规范洗手,戴口罩、帽子。向家属解释新生儿抚触的目的,取得配合。 2.用物准备:备齐用物,质量检查。 3.新生儿准备:核对新生儿信息,检查皮肤及一般情况。测量体温,记录体温(图8-5-2)。 4.环境准备:安静、整洁,门窗关闭。室温24~26℃,湿度50%~60%,光线充足,室内保暖措施安全。播放轻音乐。	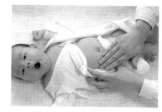 **图 8-5-2　新生儿准备**
【操作过程】 1.体位 (1)头面部至下肢抚触时,新生儿取仰卧位。 (2)每个部位抚触6~8次。 2.头面部 (1)取适量新生儿润肤油,润滑温暖双手。 (2)双手拇指从前额中央沿眉骨向外推压至发迹(图8-5-3)。 (3)双手拇指从下颌中央向外、向上方推压,止于耳前划出一个微笑状(图8-5-4)。 (4)一手托住头,另一只手的指腹从前额发迹向上、后滑动至后方发迹,停止于耳后乳突处,轻轻按压(图8-5-5)。 (5)同样方法抚触另一侧,避开囟门。 3.胸部 (1)左右手从两侧肋缘交替向上滑行至新生儿对侧肩部,在新生儿胸部画出一个X形交叉(图8-5-6)。 (2)避开新生儿乳头。	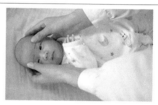 **图 8-5-3　抚触前额、眉部** 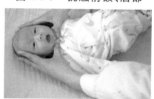 **图 8-5-4　抚触下颌至耳前** 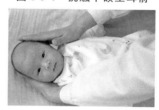 **图 8-5-5　抚触前额至乳突处** 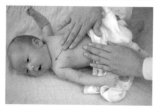 **图 8-5-6　抚触胸部**

步骤及要点	注释及图解
4.腹部 (1)双手交替,按顺时针方向抚触腹部。 (2)ILU:左上腹至左下腹,划出字母"I"(图8-5-7);右上腹至左上腹至左下腹,划出一个倒写的字母"L"(图8-5-8)。 (3)右下腹至右上腹,再左上腹至左下腹,划出一个倒写的字母"U"(图8-5-9),注意避开未脱落的脐带残端。 **5.上肢** (1)两手交替,从上臂至腕部轻轻地捏新生儿的手臂(图8-5-10)。 (2)从近端至远端抚触手掌,逐个抚触新生儿手指(图8-5-11)。 (3)同法抚触另一侧上肢。	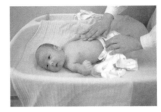 图8-5-7　抚触左上腹至左下腹 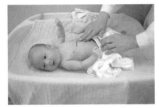 图8-5-8　抚触右上腹至左下腹 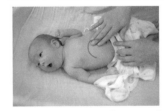 图8-5-9　抚触右下腹至左下腹 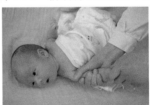 图8-5-10　抚触手臂 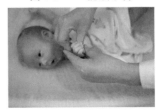 图8-5-11　抚触手掌、手指

续表

步骤及要点	注释及图解
6.下肢 (1)两手交替握住新生儿一侧下肢,从近端到远端轻轻捏挤(图8-5-12)。 (2)从近端至远端抚触脚掌,逐个抚触新生儿脚趾(图8-5-13)。 (3)同法抚触另一侧上肢。 7.背部、臀部 (1)背部、臀部抚触,新生儿取俯卧位,头偏向一侧。 (2)以脊柱为中分线,双手分别在脊柱两侧滑动抚触,从颈部向下至骶部(图8-5-14)。 (3)用指尖横向按摩脊柱两边的肌肉(图8-5-15)。 (4)双手在两侧臀部做环形抚摸(图8-5-16)。	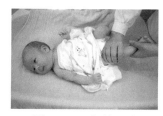 图 8-5-12　抚触下肢 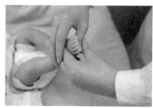 图 8-5-13　抚触脚掌、脚趾 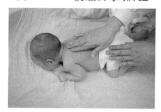 图 8-5-14　抚触背部 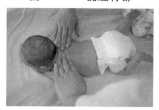 图 8-5-15　抚触脊柱两边的肌肉 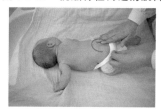 图 8-5-16　抚触臀部

续表

步骤及要点	注释及图解
【操作后处理】 1.为新生儿穿好纸尿裤及衣服,裹好包被,再次核对新生儿信息后交给家属。 2.整理用物,分类处理。 3.洗手,记录新生儿全身情况。	

五、注意事项

（一）房间温度适宜,可放柔和的背景音乐。

（二）特别注意有无窘迫史及窒息史,及时发现新生儿异常情况,并报告医生及新生儿家属。新生儿体温不稳定前不宜抚触,对于多胎的家庭,每个新生儿须更换抚触用浴巾,避免交叉感染。

（三）一边按摩,一边对新生儿说话,进行感情交流。

（四）指腹用力,避免指甲损伤头部及面部皮肤。

（五）选择适当的时间,避开新生儿感觉疲劳、饥渴或烦躁时;最好是在新生儿洗澡后或穿衣过程中进行。

（六）按摩前须温暖双手,将婴儿润肤液倒在掌心,用手搓均匀,不要将乳液或润肤油直接倒在新生儿身上。

新生儿抚触

第六节　新生儿脐部护理

一、操作目的

保持局部清洁、干燥,避免排泄物污染,预防新生儿脐炎的发生。

二、适用范围

新生儿。

三、用物准备

用物准备见表 8-6-1 和图 8-6-1。

表 8-6-1　用物准备

用物名称	数量	用物名称	数量
治疗盘	1	体温计	1
安尔碘消毒棉签	1	无菌纱布	1

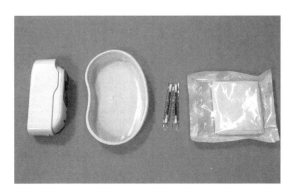

图 8-6-1　新生儿脐部护理用物准备

四、操作步骤

操作步骤见表 8-6-2。

表 8-6-2　操作步骤

步骤及要点	注释及图解
【操作前准备】 1. 自身准备：仪表端庄，规范洗手，戴口罩、帽子。向家属解释新生儿脐部护理的目的，取得配合。 2. 用物准备：备齐用物，质量检查。 3. 新生儿准备：核对新生儿信息，检查皮肤及一般情况。测量体温，记录体温。 4. 环境准备：安静、整洁，门窗关闭、室温24～26℃，光线充足，室内保暖措施安全。	
【操作过程】 1. 打开包被，松解衣物，检查全身情况，观察尿不湿及臀部情况，松解脐腹贴（图 8-6-2）。	图 8-6-2　观察臀部情况

步骤及要点	注释及图解
2.查看脐带有无红肿、渗血、渗液、异常气味等(图8-6-3)。 3.将安尔碘消毒棉签从包装中取出(图8-6-4),在红线处折断(图8-6-5),安尔碘流到棉签底部后,消毒脐轮及残端(图8-6-6)。重复两遍。 4.如果脐带已脱落,继续用安尔碘消毒棉签消毒脐窝(图8-6-7),直到渗出物消失。	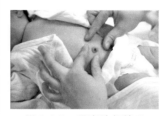 图8-6-3　观察脐部情况 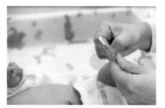 图8-6-4　取出安尔碘消毒棉签 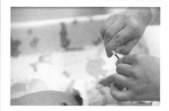 图8-6-5　红线处折断 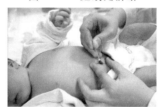 图8-6-6　消毒脐轮及残端 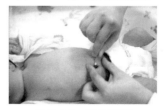 图8-6-7　消毒脐窝

续表

步骤及要点	注释及图解
5.消毒完毕让脐部自然晾干(图 8-6-8)。	 图 8-6-8　自然晾干
【操作后处理】 1.擦洗臀部,必要时涂抹护臀膏。为新生儿穿好尿不湿及衣服,裹好包被,再次核对新生儿信息后交给家属。 2.整理用物,分类处理。 3.洗手,记录新生儿情况。	

五、注意事项

(一)细致耐心,有效沟通。

(二)特别注意有无窘迫史及窒息史,及时发现新生儿异常情况,报告医生及家属。杜绝新生儿外伤。

(三)注意观察新生儿脐带,有无脓性分泌物及特殊气味,脐带未脱落前,勿强行剥离。

(四)脐部护理每日一次,直到脐带脱落且无分泌物渗出。

(五)使用硝酸银棒时,勿灼伤正常皮肤组织。

(六)不用龙胆紫。

新生儿脐部护理

第七节　新生儿经皮胆红素测定

一、操作目的

新生儿早期诊断、治疗高胆红素血症,监测血中胆红素水平,预防胆红素脑病。

二、适用范围

需要日常监护黄疸指数的新生儿。

三、用物准备

用物准备见表 8-7-1 和图 8-7-1。

表 8-7-1　用物准备

用物名称	数量	用物名称	数量
免洗手消毒液	1	黄疸检测仪	1
笔	1	纸	1
酒精棉球(或酒精棉片)	1	污物桶	1

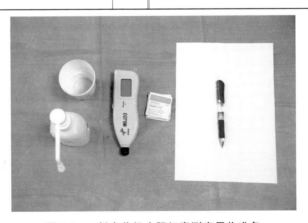

图 8-7-1　新生儿经皮胆红素测定用物准备

四、操作步骤

操作步骤见表 8-7-2。

表 8-7-2　操作步骤

步骤及要点	注释及图解
【操作前准备】 1.自身准备:仪表端庄,规范洗手,戴口罩、帽子。 2.用物准备:备齐用物,质量检查。 3.新生儿准备:核对新生儿信息,评估新生儿身体状况。 4.环境准备:室内环境安静、整洁,光线柔和。	
【操作过程】 1.核对新生儿、家长姓名及新生儿情况。 2.评估新生儿,观察新生儿面色、呼吸,询问大小便情况。 3.打开黄疸仪电源,检查仪器是否完好,校对黄疸仪。 4.打开电源开关至"ON"(图 8-7-2)。 5.用酒精消毒测量探头,待干,按"Reset"键(图 8-7-3)。 6.测量部位:前额部取两侧眉弓连线中点、胸部取两侧乳头连线中点作为测量点,将探头分别垂直对准测量点,使探头与皮肤全面接触,不留空隙,向下按压探头,在仪器显示屏上即可显示读数(图 8-7-4)。 7.按"Reset"键,更换部位测量。在新生儿安静状态下测定前额部、胸部两个测量点各 1 次(图 8-7-5)。 8.关闭黄疸仪电源开关拨至"OFF"(图 8-7-6)。 9.用酒精棉擦探头接触表面。 10.把黄疸仪放入箱内。 11.把新生儿包好。	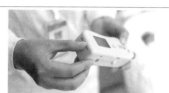 图 8-7-2　打开电源开关 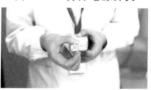 图 8-7-3　消毒测量探头 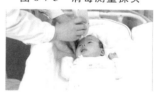 图 8-7-4　测量前额部 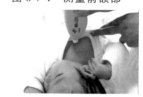 图 8-7-5　测量胸部 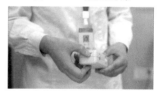 图 8-7-6　关闭电源开关

续表

步骤及要点	注释及图解
【操作后处理】 1.整理用物。 2.洗手。 3.计算并记录结果。	

五、注意事项

（一）使用后清洁表面,定期用酒精清洗探头表面,防震、防摔坏。

（二）黄疸仪使用内部直流电,不产生电磁辐射,但为避免干扰,请将黄疸仪远离手机、电脑、打印机等电器设备,或采用铝箔作为隔离装置。

（三）测试时,探头务必紧贴皮肤,不要因漏气造成数值偏差。

（四）由于操作人员测试时手法与力度不同,测试选择部位不同,得到的数值不同。

六、新生儿黄疸判定标准:经皮胆红素（经皮黄疸仪）测定

新生儿经皮
胆红素测定

（一）出生后 24h 内出现黄疸;

（二）每天胆红素值上升 85.5 μmol/L;

（三）任何时候足月儿测定值≥220.5 μmol/L、早产儿测定值≥256.5 μmol/L,即判定为新生儿病理性黄疸。

第八节　新生儿推拿退黄疸

一、操作目的

通过对新生儿推拿,健脾助运,消积化瘀,疏肝利胆,活血行气而退黄;能清热利湿退黄,以促进胎便的排出,减少肝肠循环,减轻胆红素的重吸收,以降低新生儿黄疸。

二、适用范围

适用于新生儿黄疸高发期、可以继续观察的新生儿。

三、用物准备

用物准备见表 8-8-1 和图 8-8-1。

表 8-8-1　用物准备

用物名称	数量	用物名称	数量
免洗手消毒液	1	润肤油	1
浴巾	1		

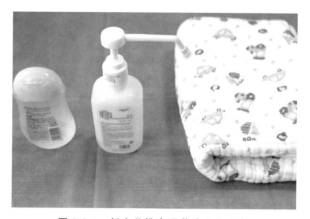

图 8-8-1　新生儿推拿退黄疸用物准备

四、操作步骤

操作步骤见表 8-8-2。

表 8-8-2　操作步骤

步骤及要点	注释及图解
【操作前准备】 1.自身准备:仪表端庄,规范洗手,戴口罩、帽子。 2.用物准备:备齐用物,质量检查。 3.新生儿准备:核对新生儿信息,评估新生儿身体状况。 4.环境准备:室内环境安静、整洁,光线柔和。	
【操作过程】 1.核对新生儿、家长姓名及新生儿情况,一般在哺乳后 1h 或沐浴后进行。	

步骤及要点	注释及图解
2. 做好解释,取得新生儿家长的配合。 3. 取适宜体位,新生儿仰卧位,协助松开衣着,暴露治疗部位,注意保暖。 4. 操作时医师双手温暖,涂润肤油,按确定的手法进行操作。操作时压力、频率、摆动幅度均匀,动作灵活。 5. 补脾经:拇指外侧缘,将新生儿拇指弯曲,从指尖向指根方向直推 100 次(见图 8-8-2)。 6. 泄肝经:食指伸直,由指根向指尖方向直推 100 次(图 8-8-3)。 7. 泄心经:中指伸直,由指根向指尖方向直推 100 次(图 8-8-4)。 8. 清大肠经:循食指桡侧边缘,从指尖向指根方向直推 200 次(图 8-8-5)。 9. 摩腹:单手置于新生儿腹部,以肚脐为中心,避开肚脐,顺时针摩腹 50 次(图 8-8-6)。 10. 随时掌握新生儿情况及其对治疗的反应,及时调整。	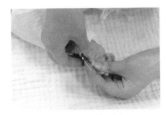 图 8-8-2　补脾经 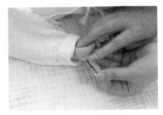 图 8-8-3　泄肝经 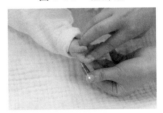 图 8-8-4　泄心经 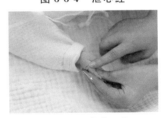 图 8-8-5　清大肠经 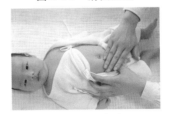 图 8-8-6　摩腹

续表

步骤及要点	注释及图解
【操作后处理】 1.协助新生儿家长整理好新生儿衣着。 2.清理更换床单,整理物品,手消毒。 3.及时详细记录新生儿治疗经过及反应,签字确认。	

五、注意事项

(一)做新生儿推拿时,应选择避风、避强光、噪声小的地方;室内应保持清静、整洁,空气清新、温度适宜。推拿后,应注意避风,忌食生冷。

(二)做推拿时,助产士要保持双手清洁,摘去戒指、手镯等饰物。指甲要常修剪,刚剪过的指甲也一定要用指甲锉锉平。冬季推拿时双手宜暖。

(三)新生儿过饥或过饱,均不利于推拿疗效的发挥。在新生儿哭闹时,要先安抚好情绪,再进行推拿。

(四)新生儿皮肤娇嫩,推拿时切勿抓破新生儿皮肤。家庭推拿一般可使用按摩油或爽身粉等介质,以防推拿时皮肤破损。

新生儿推拿退黄疸

(五)新生儿推拿手法的基本要求是:均匀、柔和、轻快、持久。

第九节 新生儿臀部护理

一、操作目的

保持新生儿臀部清洁,促进新生儿舒适。

二、适用范围

婴幼儿及臀红新生儿。

三、用物准备

用物准备见表 8-9-1 和图 8-9-1。

表 8-9-1　用物准备

用物名称	数量	用物名称	数量
床单	1	治疗盘	1
衣服	1	鞣酸软膏或护臀膏	1
大浴巾	1	治疗药物	1
脸盆	1	清洁纱布	1
温水	1	棉签	1
污物桶	1	红外线灯	1

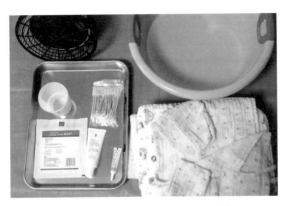

图 8-9-1　新生儿臀部护理用物准备

四、操作步骤

操作步骤见表 8-9-2。

表 8-9-2　操作步骤

步骤及要点	注释及图解
【操作前准备】 1.自身准备:仪表端庄,规范洗手,戴口罩、帽子。 2.用物准备:备齐用物,质量检查。 3.新生儿准备 (1)评估新生儿身体状况。 (2)观察臀部皮肤情况、大小便情况。 4.环境准备:安静、整洁,门窗关闭。室温24~26℃,湿度50%~60%,光线充足,室内保暖措施安全。	

续表

步骤及要点	注释及图解
【操作过程】 1.摆放物品、再次核对:将要使用的物品准备好,放置在顺手的位置,核对并解释用处,取得新生儿家长的理解和配合(见图8-9-2)。 2.核对新生儿信息,解开尿不湿,如有大便应观察大便性质。以原尿不湿内面上端洁净处从上至下轻轻擦拭会阴部及臀部,折叠尿不湿垫于臀下(见图8-9-3)。 3.一手轻轻提起新生儿双腿,使臀部抬高,另一只手取湿纸巾擦净患儿臀部,必要时用温水冲洗臀部,用棉柔巾吸干水分(见图8-9-4)。 4.取下污染的尿不湿,卷折后放入污物桶内,将干净的尿不湿垫于臀下,然后放下新生儿双脚,用棉签蘸取鞣酸软膏涂在新生儿臀部及肛周(见图8-9-5)。 5.若有臀红,有条件可将新生儿臀部暴露于空气或阳光下10～20min。若严重臀红,可用红外线灯照射臀部10～15min,灯泡功率25～40W,灯泡距臀部患处30～40cm。 6.穿好尿不湿,松紧合适,以新生儿双下肢能自由活动、不松散为宜(见图8-9-6)。 7.必要时更换衣服、床单,整理床单位。	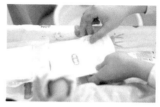 图8-9-2　用物核对 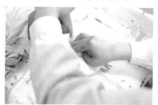 图8-9-3　观察大便性质 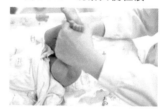 图8-9-4　清洁臀部 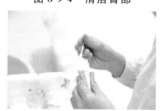 图8-9-5　鞣酸软膏涂抹臀部、肛周 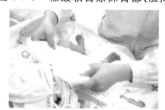 图8-9-6　穿好尿不湿

步骤及要点	注释及图解
【操作后处理】 1. 观察:观察局部皮肤情况及新生儿的全身情况。 2. 整理 (1)协助新生儿家长整理好新生儿衣着。 (2)整理物品,洗手。 3. 记录:及时详细记录新生儿治疗经过及反应,签字确认。 4. 操作后宣教:告知家长新生儿目前情况,叮嘱家长治疗后的注意事项,实施健康指导。	

五、注意事项

（一）动作轻柔、敏捷。

（二）注意保暖,尿不湿松紧适宜,大小合适。

（三）如新生儿是女婴,洗臀部时应用水由前向后淋着洗,以免污水逆行进入尿道引起感染。

（四）涂擦鞣酸软膏或护臀膏时,应沿肛周放射状涂擦。

（五）预防新生儿红臀应禁止垫塑料布,选择透气性尿不湿,松紧适宜,大小合适。如用尿布,则应选用棉布,用完后洗净,消毒后备用。

新生儿臀
部护理

第十节　新生儿脐疝包扎护理

一、操作目的

为新生儿家属提供脐疝护理及相关咨询,保持脐部清洁干燥,防止脐部感染,促进脐疝回纳。

二、适用范围

新生儿脐疝者。

三、用物准备

用物准备见表 8-10-1 和图 8-10-1。

表 8-10-1　用物准备

用物名称	数量	用物名称	数量
75%酒精棉签	1	脐疝护理包	1
干棉签	1	污物桶	1
宽约 5cm 的医用绷带	1	一元硬币	2

备注:脐疝护理包内放弯盘 1 个、干棉球一个、干纱布 1 片。

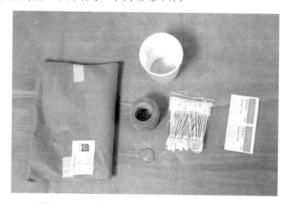

图 8-10-1　新生儿脐疝包扎护理用物准备

四、操作步骤

操作步骤见表 8-10-2。

表 8-10-2　操作步骤

步骤及要点	注释及图解
【操作前准备】 1.自身准备 (1)仪表端庄,戴口罩。 (2)做自我介绍,向产妇及家属解释目的,取得配合。 (3)核对新生儿身份。 (4)清洗双手,站立于新生儿右侧。 2.用物准备:备齐用物,质量检查。 3.新生儿准备:选择舒适体位,更换尿不湿。	

步骤及要点	注释及图解
4.环境准备：安静、舒适、安全、温度适宜（24～26℃）。	
【操作过程】 1.安置新生儿取仰卧位，暴露脐部，注意保暖(图 8-10-2)。 2.评估脐疝大小及脐带情况（有无脐带脱落、红肿、出血、渗血、异味等）。 3.用干棉签擦除脐部分泌物，保持脐部干燥（图 8-10-3）。 4.用 75％酒精棉签消毒脐疝及脐疝周围皮肤(图 8-10-4)。 5.戴手套，用指端压迫脐部突出处，使脐疝回归腹腔；用中指按压脐疝中央，使疝内陷；用无菌棉球填塞脐窝，用无菌纱布包裹硬币并压迫在脐孔处，后用绷带缠绕固定。 6.安置新生儿，取舒适体位。	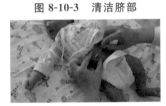 图 8-10-2　暴露脐部 图 8-10-3　清洁脐部 图 8-10-4　消毒脐疝及脐疝周围皮肤
【操作后处理】 1.终末处置，弃去用物，整理好床单位。 2.做好新生儿脐疝的宣教。 3.整理用物，洗手，与产妇及家属道别。	

五、注意事项

（一）注意评估脐疝大小，一般用外包纱布的一枚硬币加压包扎即可。当脐疝过大，直径在 4～6cm 时，可用两枚硬币加压包扎，待症状好转后改为一枚硬币加压。

（二）天冷时注意保暖。动作应轻柔，尽量减少新生儿的不适。

新生儿脐
部护理

（三）勤换尿不湿，保持脐部干燥。

（四）尽量减少新生儿哭闹、咳嗽，保持大便通畅。

第十一节　新生儿智护

一、操作目的

（一）科学的早期教育方法有助于开发新生儿潜能。给予视觉、听觉、触觉、语言、动作等多维度科学系统训练，为激发新生儿智力潜力、培养良好的习惯和品格打下重要基础。

（二）指导家长掌握一定的促进智力发育、强健身体的方法，帮助新生儿健康成长。

二、适用范围

适用于出生0～1月龄的新生儿。

新生儿智护训练

三、用物准备

用物准备见表8-11-1和图8-11-1。

表8-11-1　用物准备

用物名称	数量
小床	1
衣服	1
尿不湿	1
大浴巾	1
红色海绵球	1
新生儿沙锤	1
润肤油	1

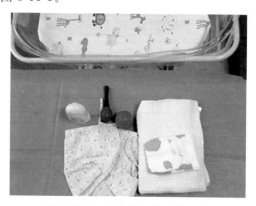

图8-11-1　新生儿智护用物准备

四、操作步骤

分为视觉训练、听觉训练、全身按摩、肢体被动活动，操作步骤分别见表8-11-2～表8-11-5。

表 8-11-2　视觉训练操作步骤

步骤及要点	注释及图解
【操作前准备】 1.自身准备:仪表端庄,规范洗手,戴口罩、帽子。 2.用物准备:备齐用物,质量检查。 3.新生儿准备:新生儿安静觉醒状态。 4.环境准备:关门窗,室内环境安静、整洁,光线柔和。室温调至 24～26℃。	
【操作过程】 1.操作者一手托住新生儿,呈 45°,另一只手用红色海绵球吸引新生儿的注意力(见图 8-11-2)。 2.红色海绵球的位置在距离眼睛 20cm 处,从中线开始,在新生儿开始注视后慢慢向两侧移动各约 90°(图 8-11-3)。 3.每次时间不宜过长,从每次 20s 开始逐渐加至 1～2min。 4.视新生儿情况,每日做 3～5 次。	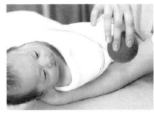 图 8-11-2　用红色海绵球吸引注意力 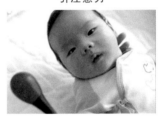 图 8-11-3　注视后缓慢向两侧移动
【注意事项】 1.注意观察新生儿的反应,当新生儿出现打喷嚏、打哈欠,甚至呕吐等疲劳症时要立即停止。 2.训练时不要有任何声音。	

表 8-11-3　听觉训练操作步骤

步骤及要点	注释及图解
【操作前准备】 1.自身准备:仪表端庄,规范洗手,戴口罩、帽子。 2.用物准备:备齐用物,质量检查。 3.新生儿准备:新生儿安静觉醒状态。	

续表

步骤及要点	注释及图解
4.环境准备:关门窗,室内环境安静、整洁,光线柔和。室温调至24~26℃。	
【操作过程】 1.给新生儿听轻柔舒缓的音乐,用新生儿沙锤在距离新生儿耳旁20cm处轻轻摇动,吸引其转头,先一只耳(图8-11-4),再另一只耳(图8-11-5)。 2.也可由家长在新生儿耳旁轻轻呼唤新生儿,吸引转头。 3.两只耳朵轮流进行,每次1~2min。 4.视宝宝情况,每日做3~5次。	 图8-11-4　沙锤耳旁轻轻摇动吸引转头 图8-11-5　换另一只耳朵训练
【注意事项】 1.摇动声音不宜过响,如不转头,每侧不要超过30s,避免习惯化。 2.可两耳交替进行。 3.训练时不要看到人脸或任何物体。	

表 8-11-4　全身按摩操作步骤

步骤及要点	注释及图解
【操作前准备】 1.自身准备:仪表端庄,规范洗手,戴口罩、帽子。 2.用物准备:备齐用物,质量检查。 3.新生儿准备:新生儿安静觉醒状态。 4.环境准备:关门窗,室内环境安静、整洁,光线柔和。室温调至24~26℃。	

步骤及要点	注释及图解
【操作过程】 1.面部:两手对眉弓部由内向外至太阳穴进行按摩,共做 8 次两个 8 拍;两手对鼻翼两侧由鼻根部向下进行按摩,共做 8 次两个 8 拍(图 8-11-6)。 2.胸部:两手从胸部中间开始,避开乳头,由内向上、向外成环形按摩,共做 4 次两个 8 拍(图 8-11-7)。 3.腹部:顺时针方向对腹部进行按摩,两手交替共 4 次两个 8 拍。 4.手脚:按摩手心、足心各 8 下,共两个 8 拍;再对每个手指、足趾进行搓动,每一部位 4 下共 4 拍(图 8-11-8)。	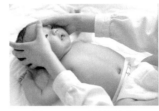 图 8-11-6　面部按摩 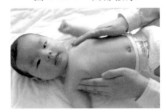 图 8-11-7　胸部按摩 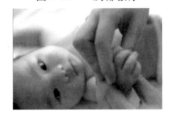 图 8-11-8　手脚按摩
【注意事项】 1.将新生儿放在床面或台面上。 2.操作者要在洗手后涂上润滑的护肤油,按摩力度要适中。 3.最好在两次喂奶的中间进行。	

表 8-11-5　肢体被动活动操作步骤

步骤及要点	注释及图解
【操作前准备】 1.自身准备:仪表端庄,规范洗手,戴口罩、帽子。 2.用物准备:备齐用物,质量检查。 3.新生儿准备:新生儿安静觉醒状态。 4.环境准备:关门窗,室内环境安静、整洁,光线柔和。室温调至 24～26℃。	

续表

步骤及要点	注释及图解
【操作过程】 1.上肢:两手握住新生儿腕部,先平伸(图8-11-9),再屈曲(图8-11-10),做4次两个8拍。 2.下肢:两手握住新生儿踝部,向上弯曲,然后伸展,做8次两个8拍(图8-11-11)。	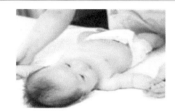 图8-11-9　上肢平伸 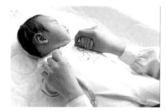 图8-11-10　上肢屈曲 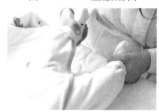 图8-11-11　下肢弯曲、伸展
【注意事项】 操作者动作要轻柔,注意关节的保护。	

参考文献

金汉珍,黄德珉,宫希吉. 实用新生儿学[M].北京:人民卫生出版社,2003:269.

金调芬,朱玲玲. 音乐在新生儿沐浴中的作用[C]//全国妇产科新技术、新理论进展研讨会论文汇编,2012:275-276.

彭立凤.新生儿脐部感染的预防及护理[J].医疗装备,2017,30(3):203-204.

王楠楠,杨曼曼,李慧. 护理干预对预防新生儿脐部感染的影响[J].中外医学研究,2017,15(2):83-85.

王卫红. 刍议新生儿沐浴抚触游泳的护理[J].中外医疗,2012,34:139-140.

第九章　中医护理操作技术规范

周建平　陈芙蓉　周佳佳

第一节　耳穴贴压技术

一、操作目的

采用王不留行籽、莱菔子、磁珠等丸状物贴压于耳廓上的穴位或反应点,通过疏通经络、调整脏腑气血功能,促进机体阴阳平衡。

二、适用范围

适用于减轻各种疾病及术后所致的疼痛、失眠、焦虑、眩晕、便秘、腹泻等症状。

三、用物准备

用物准备见表 9-1-1 和图 9-1-1。

表 9-1-1　用物准备

用物名称	数量	用物名称	数量
治疗盘	1	止血钳或镊子	1
免洗手消毒液	1	弯盘	1
王不留行籽耳贴	1	污物碗	1
75％酒精棉签或酒精棉片	1	耳穴模型	1
探棒	1		

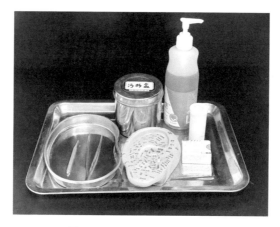

图 9-1-1　耳穴贴压用物准备

四、操作步骤

操作步骤见表 9-1-2。

表 9-1-2　操作步骤

步骤及要点	注释及图解
【操作前准备】 1.自身准备:仪表端庄,规范洗手戴口罩。 2.用物准备:备齐用物,有效期及物品检查。 3.环境准备:环境安全,温湿度适宜。	
【操作过程】 1.核对解释 (1)核对患者身份。 (2)核对医嘱、临床症状及穴位。 (3)全面评估患者,耳穴贴压部位皮肤状况、对疼痛的耐受程度。 (4)向患者告知耳穴贴压的作用,取得患者的理解与配合。 (5)嘱患者排空二便。 2.安置体位 协助患者取舒适体位。 3.操作过程 (1)定位:一手持耳轮后上方,另一手持探棒由上而下在选区内找敏感点(图9-1-2)。	图 9-1-2　探棒探穴

步骤及要点	注释及图解
（2）再次核对穴位后，用75%酒精擦拭（消毒顺序：自上而下、由内到外、从前到后）（图9-1-3）。 （3）用镊子夹住王不留行籽耳贴并贴敷于选好的耳穴部位，适当按压，使患者有热、麻、胀、痛感觉，即"得气"（图9-1-4）。 （4）观察：观察患者局部皮肤、疼痛等不适情况。	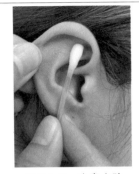 图 9-1-3　消毒皮肤 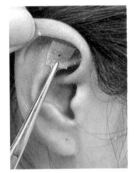 图 9-1-4　耳穴贴压
【操作后处理】 1. 整理床单位，合理安排体位，健康宣教。 2. 清理用物，归还原处。 3. 洗手，记录治疗时间、耳穴贴压部位及患者的反应。	

五、注意事项

（一）贴压耳穴应注意防水，以免脱落。一般冬天每次耳穴贴压后保持3～7天，夏天建议1～3天更换一次。

（二）根据不同病证采用相应的体位，如胆石症取右侧卧位，冠心病取正坐位，泌尿系结石取病侧在上方的侧卧位等。

（三）在耳穴贴压期间，每日自行按压3～5次，每次每穴1～2min，切勿揉搓，以免搓破皮肤造成感染。

六、操作指引

(一)常用的耳穴压豆取穴原则

1.相应部位取穴:如胃病取胃、肝病取肝、胆病取胆。

2.根据中医脏腑辨证取穴:如肝部疾病取胆、胃部疾病取脾、失眠取心。

3.根据经络学说取穴:如偏头痛取胆、后头痛取膀胱、大腿前面外侧线疼痛取胃。

4.按西医理论取穴:如糖尿病取胰、更年期取内分泌。

5.阳性点取穴:阿是穴。

6.依经验取穴:如减肥取肘,失眠取口,耳中止血。

(二)禁忌证

1.耳廓局部有炎症、冻疮或表面皮肤有溃破者不宜施行;

2.患有严重心脏病等器质性疾病、身体极其衰弱者及习惯性流产的孕妇慎用。

耳穴贴压

第二节 刮痧技术

一、操作目的

在中医经络腧穴理论指导下,应用边缘钝滑的器具,如牛角类、砭石类、铜砭类等刮板或匙,蘸上刮痧油、水或润滑剂等介质,在体表一定部位反复刮动,使局部出现瘀斑,通过其疏通腠理,驱邪外出,行气活血、通调营卫,从而达到扶正祛邪、调整脏腑、防病治病的目的。

二、适用范围

适合呼吸系统、循环系统、消化系统、妇科系统、运动系统、五官科系统、神经系统等各科疾病的治疗,如中暑、发热、失眠、颈肩痛、腹痛、头痛、耳鸣等。

三、用物准备

用物准备见表 9-2-1 和图 9-2-1。

表 9-2-1　用物准备

用物名称	数量	用物名称	数量
治疗盘	1	纱布	2
刮痧板	1	刮痧介质	1
药杯	1	备用大毛巾	1
免洗手消毒液	1	清洁弯盘	1

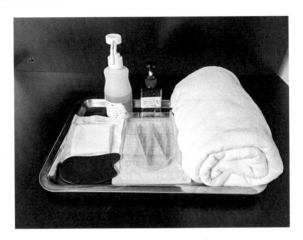

图 9-2-1　刮痧用物准备

四、操作步骤

操作步骤见表 9-2-2。

表 9-2-2　操作步骤

步骤及要点	注释及图解
【操作前准备】 1.自身准备:仪表端庄,规范洗手,戴口罩。 2.用物准备:备齐用物,有效期及物品检查。 3.环境准备:环境安全,温湿度适宜。	
【操作过程】 1. 核对解释 (1)核对患者身份。 (2)核对医嘱、临床症状及刮痧部位。 (3)全面评估患者既往史、是否有出血性疾	

续表

步骤及要点	注释及图解
病、妊娠或月经期、刮痧部位皮肤状况、对疼痛的耐受程度。 (4)向患者告知刮痧的作用,取得患者的理解与配合。 (5)嘱患者排空二便。 2. 安置体位 (1)协助患者取舒适体位。 (2)暴露刮痧部位,注意保暖。 3. 操作过程 (1)毛巾(纱布)清洁皮肤(图 9-2-2)。 (2)再次核对刮痧部位后,用适量介质涂抹于刮痧部位(图 9-2-3)。 (3)按刮痧操作手法、刮痧顺序、力度及出痧要求进行操作(图 9-2-4)。 (4)观察:观察患者局部皮肤颜色变化,询问患者有无不适,调节手法力度。	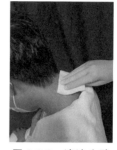 图 9-2-2　清洁皮肤 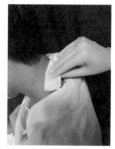 图 9-2-3　涂抹介质 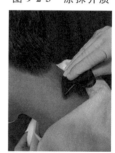 图 9-2-4　循经刮痧
【操作后处理】 1. 整理床单位,合理安排体位,健康宣教。 2. 清理用物,归还原处。 3. 洗手,记录治疗时间、刮痧部位及患者的反应。	

五、注意事项

(一)刮痧部位的皮肤有轻微疼痛、灼热感,刮痧过程中如有不适及时告知护士。

（二）空腹及饱食后不宜进行刮痧术。

（三）刮痧过程中若出现头晕、目眩、心慌、出冷汗、面色苍白、恶心欲吐等晕刮现象，应立即停止刮痧，取平卧位休息，必要时及时去附近医院就诊。

（四）刮痧结束后饮用适量温开水，不宜即刻食用生冷食物。

（五）刮痧后 6h 内不宜洗澡或吹空调、电扇等，冬季应避免受风寒。

（六）刮痧部位出现红紫色痧点或瘀斑为正常表现，数日可消除。

（七）保持心情舒畅，生活规律有节，睡眠充足，适当锻炼，增强体质。

六、操作指引

（一）刮痧操作

单手握板，将刮痧板放置掌心，用拇指、食指和中指夹住刮痧板，无名指和小指紧贴刮痧板边角。从三个角度固定刮痧板，刮痧时利用指力和腕力调整刮痧板的角度，使刮痧板与皮肤之间的夹角为 45°。以肘关节为轴心，前臂作有规律的移动，刮痧顺序一般为先头面后手足，先腰背后胸腹，先上后下，先内侧后外侧。刮痧时用力要均匀，由轻到重，以患者能耐受的程度为宜。刮痧应单一方向，不要来回刮匙，以皮肤出现红紫或出现粟粒样丘疹样斑点或条索状斑块，伴有局部热感或轻微疼痛为度，对一些不易出痧或出痧较少的患者不可强行出痧。

（二）常用刮痧手法

1.摩擦法：将刮痧板与皮肤直接紧贴，或隔衣布进行有规律的旋转移动，或直线式往返移动，使皮肤产生热感。此法宜用于麻木、发凉或绵绵隐痛的部位；也可用于刮痧前，使患者放松。

2.梳刮法：使用刮痧板或刮痧梳从前额发际处及双侧太阳穴处向后发际处做有规律的单方向刮拭，刮痧板或刮痧梳与头皮呈 45°角，动作宜轻柔和缓，如梳头状，故名梳刮法。此法适用于头痛、头晕、疲劳、精神紧张等病症。

3.点压法：又称点穴手法。用刮痧板的边角直接点压穴位，力量逐渐加重，以患者能承受为度，保持数秒后快速抬起，重复操作 5～10 次。此法适用于肌肉丰满处的穴位，或刮痧力量不能深达或不宜直接刮拭的骨关节凹陷部位,如环跳、脊柱脊突之间等。

4.按揉法:刮痧板在体表经络穴位处做点压按揉,点下后做往返或顺逆旋转。操作时刮痧板应紧贴皮肤而不移动,每分钟按揉 50~100 次。此法常用于足三里、太阳穴、内关、涌泉等穴位。

5.角刮法:使用角形刮痧板或使刮痧板的棱角接触皮肤,与体表成 45°角,自上而下或由里向外刮拭。手法要灵活,不宜生硬,避免用力过猛而损伤皮肤。此法适用于四肢关节、脊柱两侧骨骼之间和肩关节周围,如风池、内关等穴位。

6.边刮法:将刮痧板的长条棱边,与体表接触成 45°角进行刮拭。此法适用于面积较大的部位,如腹部、背部和下肢等。

7.弧线刮法:刮拭方向呈弧线形刮拭。操作时刮拭方向多循肌肉走向或根据骨骼结构特点而定。本法宜用于胸背部、肋间隙、肩关节和膝关节周围等部位。

8.直线刮法:又称直板刮法,用刮痧板在人体体表进行有一定长度的直线刮法。本法适宜于身体比较平坦的部分,如背部、胸腹部、四肢部位。

9.轻刮法:刮拭督脉,从风府(后发际线正中直上 1 寸)到大椎穴。刮痧板接触皮肤下压,刮拭的力量小,被刮者无疼痛及不适感。刮痧后皮肤仅出现微红,无瘀斑。本法适用于老年体弱者、疼痛敏感部位及虚症患者。

10.重刮法:刮痧板接触皮肤下压,刮痧的力度较大,以患者能承受为度。本法宜用于腰背部脊柱两侧及下肢软组织较丰富处,适用于青壮年,体质较强,及实症、热症、痛症患者。

11.慢刮法:频率在每分钟 30 次以内,本法主要用于头面部、胸部、下肢内侧等部位,适用于辨证属于内科体虚的慢性患者。

12.快刮法:频率在每分钟 30 次以上,此法主要用于背部、四肢等部位,适用于体质强壮者以及辨证属于急性外感病症的患者。

(三)循经刮痧

如头痛,常见经络:督脉、足太阳膀胱经、足少阳胆经、手少阳三焦经等。

(四)辨证取穴

1.外感风寒证:风池、支正等穴;

2.外感风热证:大椎、曲池等穴;

3.外感风湿证:头维、阴陵泉等穴;

4.肝阳化风证:风池、太冲等穴;

5.气血亏虚证:脾俞、足三里等穴;

6.痰浊阻络证:丰隆、阴陵泉等穴。

(五)禁忌证

1.急性脑外伤、创伤或手术的疼痛部位;

2.有严重的心脑血管疾病如脑疝、脑出血、大面积脑梗死、肝肾功能不全、全身浮肿者;

3.有接触性皮肤传染病者;

4.有出血倾向者(如凝血功能障碍、血小板减少者);

5.昏迷或精神异常不能配合者。

刮痧技术

第三节　悬灸技术

一、操作目的

利用艾绒温热及药物的性能,通过经络传导,以调和气血、温通经络、消瘀散结、散寒祛湿、回阳救逆,从而达到防治疾病的目的。

二、适用范围

(一)适用于治疗各种慢性虚寒性疾病引起的症状,如肺痨所致的咳嗽、咳血。

(二)慢性腹泻所致的排便次数增多、便质稀薄。

(三)脾胃虚弱所致的纳差、呕吐。

(四)尪痹所致的晨僵、小关节疼痛等症状。

三、用物准备

用物准备见表9-3-1和图9-3-1。

表 9-3-1　用物准备

用物名称	数量	用物名称	数量
艾条	1	打火机	1
治疗盘	1	计时器	1
灭火筒	1	必要时备屏风及浴巾	1
纱布	1	免洗手消毒液	1

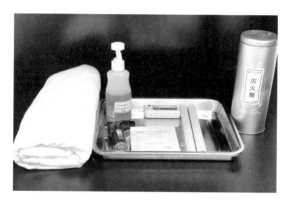

图 9-3-1　悬灸用物准备

四、操作步骤

操作步骤见表 9-3-2。

表 9-3-2　操作步骤

步骤及要点	注释及图解
【操作前准备】 1.自身准备:仪表端庄,规范洗手,戴口罩。 2.用物准备:备齐用物,有效期及物品检查。 3.环境准备:环境安全,温湿度适宜。	
【操作过程】 1.核对解释 (1)核对患者身份。 (2)核对医嘱、临床症状及穴位。 (3)询问有无排空大小便。	图 9-3-2　安置体位,充分暴露施灸部位

步骤及要点	注释及图解
2.评估 (1)评估房间环境、温湿度适宜。 (2)评估主要症状、既往史。 (3)评估有无出血病史或出血倾向、艾绒过敏史或哮喘病史及是否妊娠。 (4)患者体质及施灸处皮肤情况。 3.安置体位 (1)协助患者取舒适体位。 (2)充分暴露施灸部位,注意保暖(图9-3-2)。 4.铺垫 治疗部位下方垫一块治疗巾,将灭火筒放置治疗巾上(图9-3-3)。 5.施灸 (1)点燃艾条,灸法正确(图9-3-4)。 (2)艾条与皮肤距离一般为2～3cm。 (3)及时除掉艾灰(图9-3-5)。 (4)艾条灸至局部皮肤稍起红晕,施灸时间10～15min。 6.观察局部皮肤及病情,询问患者有无不适。 7.灸毕 施灸结束,立即将艾条投入灭火筒中熄灭(图9-3-6)。清洁局部皮肤后,再次查看局部皮肤情况(图9-3-7)。	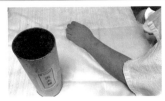 图9-3-3　垫治疗巾,放置灭火筒 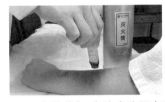 图9-3-4　点燃艾条,灸治方法距离正确 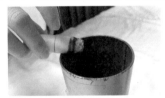 图9-3-5　及时去除艾灰,防止烫伤皮肤 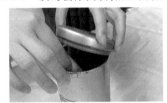 图9-3-6　将艾条投入灭火筒熄灭 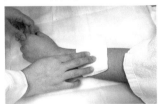 图9-3-7　清洁悬灸部位,查看皮肤情况
【操作后处理】 1.整理床单位,合理安排体位,健康宣教。 2.清理用物,归还原处。 3.洗手,记录治疗时间、悬灸部位及患者的反应。	

五、注意事项

（一）常用的艾条灸方法有温和灸、雀啄灸、回旋灸三种。

（二）大血管处、孕妇腹部和腰骶部、皮肤感染、溃疡、瘢痕处，有出血倾向者不宜施灸。空腹或餐后 1h 左右不宜施灸。

（三）一般情况下，施灸顺序自上而下，先头身，后四肢。

（四）施灸时防止艾灰脱落烧伤皮肤或衣物。

（五）注意观察皮肤情况，对糖尿病、肢体麻木及感觉迟钝的患者，尤应注意防止烫伤。

（六）如局部出现小水泡，无需处理，自行吸收；水泡较大，可用无菌注射器抽吸泡液，用无菌纱布覆盖。

（七）施灸后，未用完的艾条，应插入灭火筒或小口瓶中灭火，以防复燃。整理用物，并进行记录。

六、操作指引

（一）手法

1. 温和灸：将点燃的艾条一端在距离施灸部位皮肤 2～3cm 处进行熏烤，以患者局部有温热感而无灼痛感为宜，一般每处灸 10min 左右，至局部皮肤出现红晕为度。

2. 回旋灸：将点燃的艾条一端在距离施灸穴位皮肤约 3cm 处，反复旋转移动或作左右方向移动，一般可灸 20min 左右。

3. 雀啄灸：将点燃的艾条一端在距离施灸部位皮肤 2～5cm 处，如同鸟雀啄食般一上一下不停地移动，反复熏烤，每处灸 5min 左右。

（二）循经案例

方义：《灵枢·口问》有云："耳者宗脉之聚也"；耳与经络，尤其是三阳经间存在着极为密切的关系。手太阳小肠经、手少阳三焦经、足少阳胆经、手阳明大肠经等经脉的支脉、经别都入耳中；足阳明胃经、足太阳膀胱经则分别位于上耳前，至耳角。以"症状所在，主治所在；经络所过，主治所及"的经络治疗原则为依据，选择足少阳胆经、手太阳小肠经、手少阳三焦经为主要治疗经络，进行循经治疗。

(三)辨证取穴

常用穴位:耳门、听宫、听会、完骨、翳风穴。

气血亏虚型:加中脘、下脘穴。

方义:耳门、听宫、听会、完骨、翳风是治疗耳鸣、耳聋要穴,属循经近端取穴,悬灸可激发耳部经气,疏通经络,调达气血,有聪耳通窍之功。

任脉总督一身之阴,又与阳脉之海督脉和十二经之海冲脉同源相通。悬灸中脘、下脘穴在增强脾胃后天之本生化气血之效的同时,可使任督二脉经气相互交汇、渗灌,保持阴阳平衡,经络疏通,气血畅达,则耳窍脉络得通。

(四)禁忌证

1.因器质性病变引起的耳鸣、耳聋。

2.严重的精神、心理疾病患者。

悬灸技术

3.妊娠妇女,以及有出血病史或出血倾向、哮喘病史或对艾绒、酒精等药物过敏患者。

第四节　拔罐技术

一、操作目的

拔罐技术是以罐为工具,利用燃烧、抽吸、蒸汽等方法形成罐内负压,使罐吸附于腧穴或相应体表部位,使局部皮肤充血或淤血,达到温通经络、祛风散寒、消肿止痛、吸毒排脓等防治疾病的中医外治技术,包括留罐法、闪罐法及走罐法等。

二、适用范围

适用于头痛、腰背痛、颈肩痛、失眠及风寒型感冒所致咳嗽等症状,以及疮疡、毒蛇咬伤的急救排毒等。

三、用物准备

用物准备见表9-4-1和图9-4-1。

表 9-4-1　用物准备

用物名称	数量	用物名称	数量
治疗盘	1	95% 酒精	1
玻璃罐	数个	打火机	1
润滑剂	1	清洁纱布	1
泡镊筒	1	浴巾	1
点火棒	1	计时器	1
油缸	1	免洗手消毒剂	1

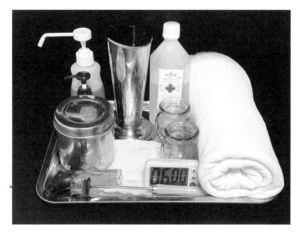

图 9-4-1　拔罐用物准备

四、操作步骤

操作步骤见表 9-4-2。

表 9-4-2　操作步骤

步骤及要点	注释及图解
【操作前准备】 1.自身准备:仪表端庄,规范洗手,戴口罩。 2.用物准备:备齐用物,有效期及物品检查。 3.环境准备:环境安全,温湿度适宜。	
【操作过程】 1.核对解释 (1)核对患者身份。	

步骤及要点	注释及图解
(2)核对医嘱、临床症状及穴位(图 9-4-2)。 (3)全面评估患者、拔罐部位皮肤状况、对疼痛的耐受程度,是否有出血性疾病。询问女性患者有无妊娠、月经史情况。 (4)向患者告知拔罐的作用、简单的操作流程及局部感觉情况,取得患者的理解与配合。 (5)嘱患者排空二便。 2.安置体位 (1)协助患者取舒适体位。 (2)拔罐时,充分暴露拔罐位置,注意保暖及保护患者隐私。 3.操作过程 (1)定位:遵医嘱确定腧穴部位,再次检查罐口有无损坏。 (2)拔罐:手持干湿度适宜的酒精点火棒将其点燃,另一手握住罐体,罐口朝下,将点燃的点火棒立即伸入罐内(以罐口与罐底的外1/3~内2/3处为宜),快速摇晃旋转1~3圈随即退出,勿烧罐口,稳、准、快速将罐吸附于相应的部位上。灭火动作规范(图 9-4-3)。 (3)起罐:一手夹罐体,另一手拇指按住罐口皮肤,使空气进入罐内后顺利起罐(图 9-4-4)。 (4)观察:拔罐和留罐中注意观察患者反应,检查火罐吸附情况,局部皮肤红紫的程度,皮肤有无烫伤或小水泡;留罐时间 10~15min,询问患者的感觉。	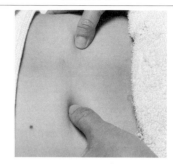 图 9-4-2　定位 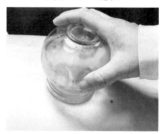 图 9-4-3　拔罐 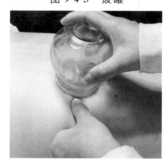 图 9-4-4　起罐
【操作后处理】 1.整理床单位,合理安排体位,健康宣教。 2.清理用物,归还原处。 3.洗手。 4.记录拔罐部位、方法、时间及患者皮肤情况、效果评估等。	

五、注意事项

（一）采取合理体位，选择肌肉丰满的部位。骨骼凹凸不平和毛发较多处不宜拔罐。

（二）避开有水泡、瘢痕和伤口的位置拔罐，防止烫伤。

（三）点火棒酒精干湿度适宜，以防脱落烫伤患者皮肤。

（四）拔罐动作要稳、准、快，起罐时切勿强拉。

（五）吸附及推罐的力度要视患者皮肤情况而定，避免造成患者皮肤过度的摩擦。

（六）起罐后，如局部出现小水泡不必处理，可自行吸收。如水泡较大，消毒局部皮肤后，用注射器吸出液体，覆盖消毒敷料。

六、操作指引

（一）常用的拔罐手法

1.闪罐：以闪火法或抽气法使罐吸附于皮肤后，立即拔起，反复吸拔多次，直至皮肤潮红发热的拔罐方法，以皮肤潮红、充血或淤血为度。

2.走罐：又称推罐，先在罐口或吸拔部位涂一层润滑剂，将罐吸拔于皮肤上，再以手握住罐底，稍倾斜罐体，前后推拉，或成环形旋转运动，如此反复数次，至皮肤潮红、深红或起瘀点为度。

3.留罐：又称坐罐，即火罐吸附在应拔部位后留置10～15min。

（二）辨证取穴

1.常用经络：督脉、足太阳膀胱经、足少阳胆经。

2.常用穴位：大椎、肩井、肾俞、腰阳关、环跳、风市、委中。

3.风寒湿痹阻证：加身柱、合谷等穴。

4.气滞血瘀证：加膈俞、内关等穴。

5.痰湿阻络证：加脾俞、足三里等穴。

6.肝肾不足证：加肝俞、气海等穴。

（三）拔罐方法

1.肩颈部：督脉循行线，从大椎到至阳，足太阳膀胱经第一循行线，从大杼到膈俞，足少阳胆经循行线，从风池到肩井穴。

2.腰腿部:督脉循行线,从命门到腰阳关,足太阳膀胱经第一循行线,从肾俞到关元俞,可以加委中穴。足少阳胆经循行线,从环跳到风市。

(四)禁忌证

1.孕妇的腰骶部。

2.中、重度心脏病患者。

3.有出血倾向者。

4.晚期肿瘤、活动性肺结核患者。

5.极度衰弱、过度疲劳、过饥过饱过渴、情绪不稳者。

6.皮肤失去弹性和皮肤过敏等患者。

拔罐技术

第五节　穴位贴敷技术

一、操作目的

穴位贴敷技术是将药物制成一定的剂型,贴敷到人体穴位,通过刺激穴位,激发经气,达到通经活络、清热解毒、活血化瘀、消肿止痛、行气消痞、防治疾病的目的。

二、适用范围

(一)适用于恶性肿瘤、各种疮疡及跌打损伤等疾病引起的疼痛。

(二)消化系统疾病引起的腹胀、腹泻、便秘。

(三)呼吸系统疾病引起的咳喘等症状。

三、用物准备

用物准备见表 9-5-1 和图 9-5-1。

表 9-5-1　用物准备

用物名称	数量	用物名称	数量
治疗盘	1	压舌板	1
免洗手消毒液	1	中药	1
透气胶贴	1	一次性弯盘	1
生理盐水棉球	3	医用棉签	1

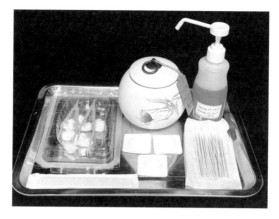

图 9-5-1　穴位贴敷用物准备

四、操作步骤

操作步骤见表 9-5-2。

表 9-5-2　操作步骤

步骤及要点	注释及图解
【操作前准备】 1.自身准备:仪表端庄,规范洗手,戴口罩。 2.用物准备:备齐用物,有效期及物品检查。 3.环境准备:环境安全,温湿度适宜。	
【操作过程】 1.核对解释 (1)核对患者身份。 (2)核对医嘱,包括患者的基本信息、诊断、临床症状、既往史及穴位、是否妊娠。 (3)向患者解释目的,并取得配合。 (4)嘱其排空大小便。 2.评估 (1)评估患者主要症状、既往史、药物及有无粘胶类敷料过敏史。 (2)评估敷药部位的皮肤情况,避开皮肤破损、皮疹、溃疡等部位。 3.安置体位 根据敷药部位,协助患者取合适体位,充分暴露患处,必要时大毛巾遮盖保暖。	

步骤及要点	注释及图解
4.定穴位 观察施术皮肤情况,用生理盐水清洁皮肤(图 9-5-2)。 5.贴敷 制作大小合适、厚薄适中的药丸置于相应的透气胶贴上(图 9-5-3),再将制作好的中药敷贴贴敷于对应穴位(图 9-5-4)。 6.观察 观察敷贴局部皮肤有无过敏情况,询问患者有无不适(图 9-5-5)。	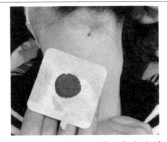 图 9-5-2　定穴,观察、清洁皮肤 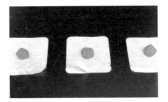 图 9-5-3　大小适中、厚薄合适药丸 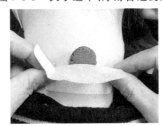 图 9-5-4　贴敷相应穴位 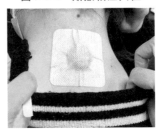 图 9-5-5　观察敷贴局部皮肤情况, 询问患者有无不适
【操作后处理】 1.整理床单位,合理安排体位,健康宣教。 2.清理用物,归还原处。 3.洗手,记录治疗时间、穴位贴敷部位及患者的反应。	

五、注意事项

（一）敷贴部位应交替使用，不宜单个部位连续敷贴。

（二）使用敷药后，出现皮肤微红为正常现象，如出现红疹、瘙痒、水泡等过敏现象，应暂停使用，报告医师，配合处理。

（三）对于残留在皮肤上的药物不宜采用肥皂或刺激性物品擦洗。

（四）穴位敷贴时间一般为 6～8h，可根据病情、年龄、药物、季节调整时间，小儿酌减。

六、操作指引

（一）穴位贴敷取穴原则

1.近部选穴：如眼部及其周围的睛明、攒竹、承泣、四白等腧穴皆能治疗眼病；胃脘部的中脘、建里、梁门等穴则均能治疗胃部不适。

2.远部取穴：如合谷穴不仅能治疗手部及上肢的病证，而且还能治疗头面部的病变；足临泣穴既能治疗足部及下肢的疾病，又能治疗肝胆部及头部的病证。

3.辨证选穴：如肝气犯胃证引起的胃痛选择太冲穴；心肾不交证引起的不寐选择涌泉穴。

4.特殊选穴：双向良性调整作用，如便秘时，天枢穴可以通便；泄泻时，天枢穴则又可止泻。

5.腧穴治疗作用的相对特异性，如水沟穴可以开窍醒神，至阴穴可矫正胎位等。

（二）禁忌证

1.皮肤破损、红疹、瘙痒等处禁止贴敷。

2.孕妇的脐部、腹部、腰骶部及某些敏感穴位，如合谷、三阴交等处都不宜敷贴，以免局部刺激引起流产。

穴位贴敷

第六节　中药外敷技术

一、操作目的

通经活络、活血化瘀、消肿止痛、清热除湿、去瘀生新。

二、适用范围

适用于内、外、妇、儿、骨科、五官、皮肤科等多种病症。

三、用物准备

用物准备见表 9-6-1 和图 9-6-1。

表 9-6-1　用物准备

用物名称	数量	用物名称	数量
治疗盘	1	免洗手消毒液	1
油缸	1	调和剂	1
药物	1	胶布	1
生理盐水棉球	5～10	绷带	1
压舌板	1	棉纸	2

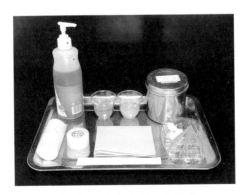

图 9-6-1　中药外敷用物准备

四、操作步骤

操作步骤见表 9-6-2。

表 9-6-2　操作步骤

步骤及要点	注释及图解
【操作前准备】 1.自身准备:仪表端庄,规范洗手,戴口罩。 2.用物准备:备齐用物,有效期及物品检查。 3.环境准备:环境安全,温湿度适宜。	
【操作过程】 1.核对解释 (1)核对医嘱、临床症状及部位或穴位。 (2)向患者解释目的,取得配合。 (3)询问大小便。 (4)询问既往史、药物及敷料、胶带过敏史、是否妊娠。 (5)评估敷药部位的皮肤情况。 2.安置体位 (1)协助患者取舒适体位。 (2)选择正确的穴位及病变范围。 3.清洁皮肤(图 9-6-2) (1)取下原敷料,戴无菌手套,以生理盐水棉球擦拭外敷部位,直径约 3cm。 (2)观察创面情况及敷药情况。 4.备药(图 9-6-3) (1)根据敷药面积,取大小合适的棉纸。 (2)用油膏刀将所需药物均匀地平摊于棉纸上,厚薄适中。 5.敷药(图 9-6-4 和图 9-6-5) (1)将摊好药物的棉纸四周反折后敷于患处,以免药物受热溢出污染衣被。加盖敷料或棉垫,以胶布或绷带固定,松紧适度。 (2)若为肿疡,敷药面积应超过肿疡范围 1~2cm,一是防止毒邪扩散,起箍毒作用;二是通过药物作用以束毒邪,提脓拔毒。	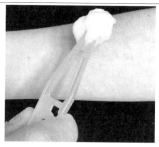 图 9-6-2　清洁皮肤 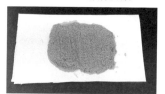 图 9-6-3　备药 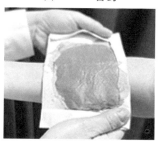 图 9-6-4　敷药 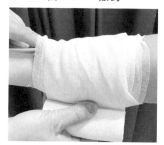 图 9-6-5　包扎固定

步骤及要点	注释及图解
【操作后处理】 1.告诉患者相关注意事项,做好健康宣教。 2.注意观察局部情况,若出现红疹、瘙痒、水泡等过敏现象,应暂停使用,并报告医师,配合处理。 3.整理用物。 4.洗手。 5.做好记录。	

五、注意事项

（一）在敷药过程中,让患者采取适当的体位。

（二）应对敷药部位进行清洁,皮肤过敏者禁用。

（三）敷药的摊制厚薄要均匀,太薄药力不够,效果差;太厚则浪费药物,且受热后易溢出,污染衣被。敷药后,包扎固定好,以免药物流撒别处。

（四）妇女孕期禁用含有堕胎及致畸作用的药物。

（五）小儿皮肤娇嫩,不宜使用刺激性强的药物,用药时间不宜过长,加强护理,防止小儿将所敷药物抓脱。

（六）有过敏反应者及时对症处理。如局部出现水疱,用生理盐水清洗干净后,再用消过毒的针刺破,外用消毒药物,防止皮肤继发感染。进行热敷时应把握好温度,以免烫伤皮肤。

（七）夏天以蜂蜜、饴糖作赋形剂时,宜现配现用或冷藏保存。

（八）敷药疗法虽然相对安全,但对一些特殊患者,如患有严重高血压、心脏病者,要密切注意其敷药后的反应,如有不适感应及时终止治疗,并采取相应的处理措施。

六、操作指引

（一）厚薄适中:对于肋骨骨折需要把药涂在大棉垫中,防止药液渗漏。厚薄程度一般为 2～3cm。

（二）敷药面积:根据损伤面积大小,摊于油纸或纱布上,贴敷伤部,一般要大于伤部位置范围 5cm 左右。

（三）敷药时间：一般敷药时间为6～12h,如果感觉局部皮肤瘙痒,应及时取掉,停止外敷。

（四）固定方法：用绷带固定时,要缠到绷带看不到里面的绵纸后,再缠3～5圈。如果手指处外敷时,需要固定到腕关节处,以免药膏脱落。

（五）禁忌证：外用药过敏；患有出血倾向疾病的患者以及晕血者、血管瘤者；伴心、肝、肾等重要器官功能障碍者；严重精神疾病者；依从性差者。

中药外敷技术

第七节　火龙罐技术

一、操作目的

火龙罐技术是集艾灸、刮痧、推拿、点穴于一体的中医特色疗法,以独特设计的罐口为刮痧板结合手法来回旋转走罐,以罐中艾炷为灸疗火源,运用推、闪、点揉等手法,以达到调理脏腑、温经通络、行气活血、温补阳气的作用。

二、适用范围

（一）脊柱软伤类病症,如：颈椎病、腰椎间盘突出症、强直性脊柱炎。

（二）腰背部肌肉损伤,如：上背痛、急性腰扭伤、局部肌肉拉伤。

（三）胃肠类疾病,如：便秘、便溏、腹胀、消化不良。

（四）妇科疾病,如：月经不调、痛经、子宫肌瘤、更年期综合征。

（五）中风后遗症。

（六）中医的风、寒、湿所致的痹症。

三、用物准备

用物准备见表9-7-1和图9-7-1。

表 9-7-1　用物准备

用物名称	数量	用物名称	数量
治疗盘	1	火龙罐	1
免洗手消毒液	1	托盘	1
艾炷	1	打火枪	1
纱布	1	介质	1

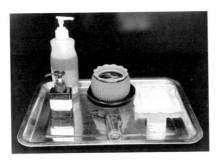

图 9-7-1　火龙罐技术用物准备

四、操作步骤

操作步骤见表 9-7-2。

表 9-7-2　操作步骤

步骤及要点	注释及图解
【操作前准备】 1.自身准备:仪表端庄,规范洗手,戴口罩。 2.用物准备:备齐用物,有效期及物品检查。 3.环境准备:环境安全,温湿度事宜。	
【操作过程】 1. 核对解释 (1)核对患者身份。 (2)核对医嘱、临床症状及循经部位。 (3)全面评估患者及皮肤状况、对疼痛及热的耐受程度。 (4)向患者告知火龙罐的作用,取得患者的理解与配合。 (5)嘱患者排空二便。 2. 操作过程 (1)协助患者取舒适体位。 (2)暴露施罐部位,注意保护隐私和保暖。	

续表

步骤及要点	注释及图解
(3)再次核对循经部位。 (4)点火:火苗对准艾炷中心和圆边点燃,防止烧到罐口(图 9-7-2)。 (5)一摸二测三观察:一摸罐口有无破损;二测罐口温度是否过高;三看艾炷燃烧有无破损 是否均匀,升温是否正常。 (6)清洁皮肤,涂抹介质(图 9-7-3)。 (7)施罐时,手掌的小鱼际先接触皮肤,然后落罐(图 9-7-4)。 (8)采用推闪点等不同手法正旋反旋、摇拨罐体。 (9)用完罐放置在配套托盘上,盘内垫湿布。	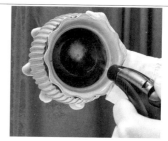 图 9-7-2　点火 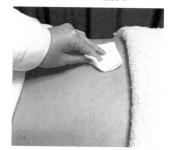 图 9-7-3　清洁皮肤 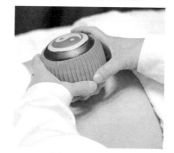 图 9-7-4　施罐
【操作后处理】 1.整理床单位,合理安排体位,健康宣教。 2.清理用物,归还原处。 3.洗手,记录治疗时间、部位及患者的反应。	

五、注意事项

(一)操作前要检查罐口完好无损。

(二)点火时,火焰要对准艾炷中心和圆边,防止火焰过大烧到罐口。

（三）操作过程中,持续运罐防止局部温度过高,避免过度晃动。

（四）注意时间的把控,以微微汗出为宜。

（五）操作后嘱患者 4h 内注意保暖避免受凉吹空调,饮适量温开水。

六、操作指引

（一）火龙罐常用手法

1.揉法:罐口平扣皮肤,小鱼际紧贴皮肤在施罐部位轻轻滑动火龙罐;轻柔缓和的环形运动手法,带动皮下组织。

2.推法:罐口抬起 15°用外侧缘推,用手掌尺侧、小鱼际肌在患者某一部位或穴位,做直线或弧形揉推。

3.刮拨法:利用罐的外侧缘三个花瓣,罐口抬起 15°角,由外向内弧边拨。刺激大,针对有结节的部位可联合刮法。

4.闪法:罐口内面快速打开、快速扣下,反复开合。

5.点按法:利用罐的外侧缘两到三个花瓣作用某个治疗点,罐口抬起 15°角,力量集中,刺激性强。

6.抖法:利用操作者身体的抖动带动患者肌肉放松,双手自然,抖动频率要快。

7.辗法:利用罐的外侧缘两到三个花瓣做辗转的手法,多种手法的结合。

（二）辨证施罐

1.常见经络:督脉、足太阳膀胱经、足厥阴肝经、任脉等。

2.循经运罐:督脉循行线(风府—大椎—陶道—腰阳关穴)、足太阳膀胱经(天柱—大杼—大肠俞穴)、足少阳胆经(风池—肩井穴)、任脉循行区域(神阙—气海—中极穴)。

3.辨证取穴:肝肾阴虚型:三阴交、太冲等穴;脾肾阳虚型:脾俞、胃俞等穴;肾阴阳俱虚型:心俞、肾俞等穴。

（三）禁忌证

1.接触性过敏或对艾烟过敏者慎用。

2.不明原因内出血者慎用。

3.严重外伤未缝合伤口禁用。

火龙罐技术

第八节　手法通乳技术

一、操作目的

中医手法通乳技术是通过揉推施压等手法作用于局部或循经治疗,从而达到理气散结、疏通乳络、乳汁通畅、排除积乳为目的的一种中医方法。

二、适用范围

适用于产后哺乳期急性乳腺炎瘀滞期的妇女,如乳汁淤积导致的乳房肿块、胀痛高热、乳汁少等。

三、用物准备

用物准备见表 9-8-1 和图 9-8-1。

表 9-8-1　用物准备

用物名称	数量	用物名称	数量
介质(橄榄油)	1	一次性手术衣	1
免洗手消毒液	1	毛巾	1
一次性橡胶手套	1	纱布	1～2
一次性手术帽	1	38～43℃的温水	1
医用面屏	1	小脸盆	1

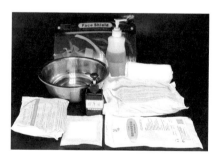

图 9-8-1　手法通乳用物准备

四、操作步骤

操作步骤见表 9-8-2。

表 9-8-2　操作步骤

步骤及要点	注释及图解
【操作前准备】 1.自身准备:仪表端庄,规范洗手,戴口罩。 2.用物准备:备齐用物,有效期及物品检查。 3.环境准备:环境安全,温湿度适宜。	
【操作过程】 1.核对解释 (1)核对患者身份。 (2)核对医嘱、临床症状及患侧乳房。 (3)全面评估患者、乳房皮肤状况、对疼痛的耐受程度(图 9-8-2)。 (4)向患者告知手法通乳的作用,取得患者的理解与配合。 (5)嘱患者排空二便。 2.安置体位 协助患者取舒适体位,注意保暖及保护患者隐私。 3.操作过程 (1)暴露乳房部位,乳房进行热敷(避开乳晕)3～5min。 (2)温暖双手,戴一次性橡胶手套,涂抹适量的介质于乳房部位,放松乳房,同时再次用指腹评估患者乳房肿块部位、大小、数量、局部皮温等。 (3)采用点按法取胸中、灵墟、神封、屋翳、膺窗、天池、乳根、乳中等穴,每穴点按 5 次(图 9-8-3)。 (4)一手托起患侧乳房,一手提捏头,用食指、中指环绕式放松乳晕,再用按压法从乳晕排出积乳。 (5)交替采用摩法、点揉法、推法、擦法、梳法,呈放射状从乳根基底部沿乳腺导管向乳晕方向按摩 3～5min,待乳汁积于乳晕部时,一手提捏乳头,按压乳晕各象限,排空乳晕处乳汁(图 9-8-4)。	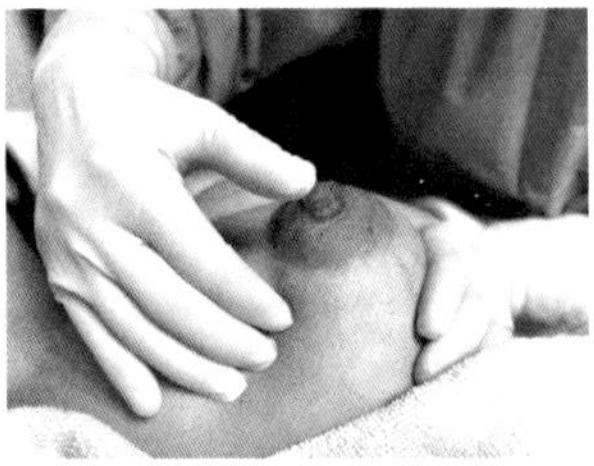 图 9-8-2　评估肿块 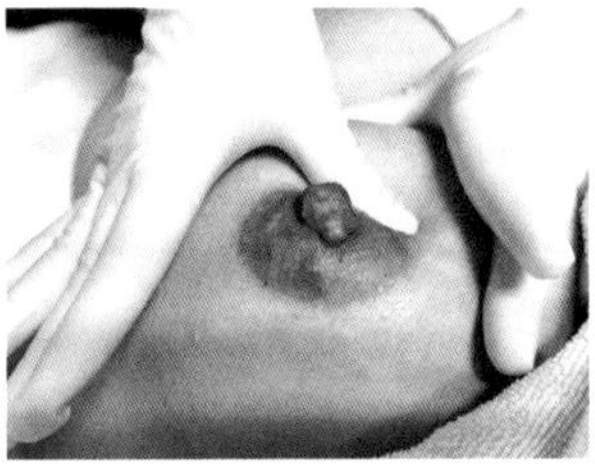 图 9-8-3　手指点穴 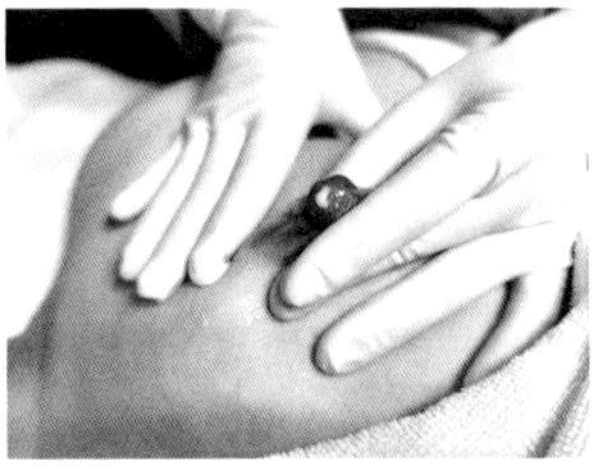 图 9-8-4　手法按摩
【操作后处理】 1.整理床单位,合理安排体位,健康宣教。 2.清理用物,归还原处。 3.洗手,记录治疗时间、肿块部位及患者的反应。	

五、注意事项

（一）操作前应评估乳腺炎的分期以及肿块的大小和位置。

（二）手法排乳过程中,若出现头晕、目眩、心慌、出冷汗、面色苍白、恶心呕吐,甚至神昏、扑倒等现象,应立即停止操作,取平卧位,紧急处理,必要时及时去附近医院就诊。

（三）手法排乳时间以 20～30min 为宜,不宜过长,手法不宜过重。

（四）乳母饮食宜清淡富有营养,忌食肥甘厚腻及辛辣之品。

（五）若乳头破损,可用蛋黄油、西瓜霜等涂抹乳头,哺乳期用温水洗净。乳房用乳罩托起,可减轻牵拉引起的疼痛。

（六）定时哺乳,切忌婴儿含乳睡觉,哺乳时尽量排空乳汁。

六、操作指引

（一）采用点按法取膻中、乳中、乳根、天池、灵墟、膺窗、神封、屋翳、少泽等穴,每穴点按 5 次。

（二）交替采用摩法、揉法、推法、擦法、梳法,反复此操作,直至宿乳呈喷射状排出、结块消失、乳房松软、淤乳排尽、疼痛明显减轻为度。

（三）禁忌证如下。

1.急性乳腺炎热毒炽盛（化脓期）、正虚毒恋（破溃期）慎用。

2.严重心血管疾病、出血倾向疾病、极度虚弱者。

3.高热惊厥者。

4.注射隆胸者。

手法通乳术

第九节　经穴推拿技术

一、操作目的

（一）疏通经络,调节机体抗病能力,达到防病治病、保健强身的目的。

（二）缓解各种急慢性疾病的临床症状。

二、适用范围

适用于各种急慢性疾病所致的痛症，如头痛、肩颈痛、腰腿痛、痛经以及失眠、便秘等症状。

三、用物准备

用物准备见表 9-9-1 和图 9-9-1。

表 9-9-1　用物准备

用物名称	数量	用物名称	数量
治疗盘	1	介质（按摩乳）	1
免洗手消毒液	1	备用大毛巾	1
一次无菌手套	1		

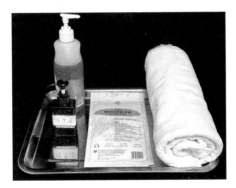

图 9-9-1　经穴推拿用物准备

四、操作步骤

操作步骤见表 9-9-2。

表 9-9-2　操作步骤

步骤及要点	注释及图解
【操作前准备】 1.自身准备：仪表端庄，规范洗手，戴口罩、手套。 2.用物准备：备齐用物，有效期及质量检查。 3.环境准备：环境安全，温湿度适宜。	

续表

步骤及要点	注释及图解
【操作过程】 1.核对解释 (1)核对患者身份。 (2)核对医嘱、临床症状及穴位。 (3)全面评估患者、推拿部位皮肤状况、对疼痛的耐受程度。 (4)向患者告知经络推拿的作用、简单的操作方法及局部感觉,取得患者合作。 (5)嘱患者排空二便。 2.安置体位 (1)协助患者取舒适体位(图9-9-2)。 (2)充分暴露按摩位置,注意保暖。 3.操作过程 (1)定位:遵医嘱确定腧穴部位。 (2)手法:正确运用手法,操作时压力、频率摆动幅度均匀,时间符合要求(图9-9-3~图9-9-5)。 (3)观察:随时询问患者对手法治疗的反应,及时调整手法。	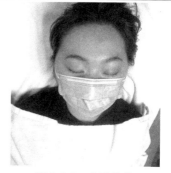 图 9-9-2　安置体位 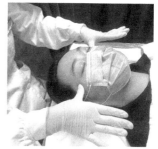 图 9-9-3　点法推拿 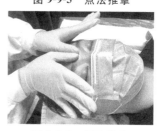 图 9-9-4　揉法推拿 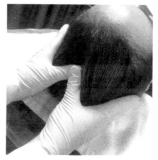 图 9-9-5　按法推拿

续表

步骤及要点	注释及图解
【操作后处理】 1. 协助患者着衣,取舒适卧位 2. 整理床单位,清理用物。 3. 洗手,记录治疗时间、手法、部位及患者的反应。	

五、注意事项

(一)操作者要修剪指甲,不戴饰品,以免操作时伤及患者皮肤。

(二)房间要光线柔和,通风保暖。使用按摩乳,以保护皮肤。

(三)对于过饥、过饱、酒后、暴怒及剧烈运动后的患者,一般不可立即施以失眠推拿。

(四)以 10~15 次为一个疗程,隔日或每日 1 次,疗程间宜休息 3~5 日。

(五)注意手法持久、柔和、有力、均匀、渗透的基本要求。

(六)操作过程中,应随时观察患者对推拿手法的反应,若有不适应及时进行调整。

六、操作指引

(一)常用推拿手法

1.点法

用指端或屈曲的指间关节部着力于施术部位,持续进行点压,称为点法。此法包括拇指端点法、屈拇指点法和屈食指点法等,临床常用拇指端点法。

(1)拇指端点法:手握空拳,拇指伸直并紧靠于食指中节,以拇指端着力于施术部位或穴位上。前臂与拇指主动发力、进行持续点压。亦可采用拇指按法的手法形态、用拇指端进行持续点压。

(2)屈拇指点法:屈拇指,以拇指指间关节桡侧着力于施术部位或穴位,拇指端抵于食指中节桡侧缘以助力。前臂与拇指主动施力,进行持续点压。

(3)屈食指点法:屈食指,其他手指相握,以食指第一指间关节突起部着力于施术部位或穴位上,拇指末节尺侧缘紧压食指指甲部以助力。前臂与食指主动施力,进行持续点压。

2.揉法

以一定力按压在施术部位,带动皮下组织做环形运动的手法。

(1)拇指揉法:以拇指螺纹面着力按压在施术部位,带动皮下组织做环形运动的手法。以拇指螺纹面置于施术部位上,余四指置于其相对或合适的位置以助力,腕关节微屈或伸直,拇指主动做环形运动,带动皮肤和皮下组织,每分钟操作120~160次。

(2)中指揉法:以中指螺纹面着力按压在施术部位,带动皮下组织做环形运动的手法。中指指间关节伸直,掌指关节微屈,以中指螺纹面着力于施术部位上,前臂做主动运动,通过腕关节使中指螺纹面在施术部位上做轻柔灵活的小幅度的环形运动,带动皮肤和皮下组织,每分钟操作120~160次。为加强揉动的力量,可以食指螺纹面搭于中指远侧指间关节背侧进行操作,也可用无名指螺纹面搭于中指远侧指尖关节背侧进行操作。

(3)掌根揉法:以手掌掌面掌根部位着力按压在施术部位,带动皮下组织做环形运动的手法。肘关节微屈,腕关节放松并略背伸,手指自然弯曲,以掌根部附着于施术部位上,前臂做主动运动,带动腕掌做小幅度的环形运动,使掌根部在施术部位上环形运动,带动皮肤和皮下组织,每分钟操作120~160次。

3.叩击法

用手特定部位或用特制的器械在治疗部位反复拍打叩击的一类手法,称为叩击类手法。各种叩击法操作时,用力应果断、快速,击打后将术手立即抬起,叩击的时间要短暂。击打时,手腕既要保持一定的姿势,又要放松,以一种有控制的弹性力进行叩击,使手法既有一定的力度,又感觉缓和舒适,切忌用暴力打击,以免造成不必要的损伤。

(二)循经推拿

如失眠,常见经络包括督脉、足少阳胆经、足太阳膀胱经、任脉等。

(三)辨证取穴按摩

根据证型取相应穴位按摩,每穴1~2min。常用穴位:睛明、印堂、鱼腰、太阳、攒竹、风池、百会、神门。心脾两虚证:加脾俞、胃俞、心俞等穴;心肾不足证:加肾俞、太溪等穴;痰热扰心证:加脾俞、丰隆等穴;肝火扰心证:加太冲、行间等穴;心胆气虚证:加心俞、胆俞等穴。

(四)禁忌证

1.对年老体虚、生命体征不平稳者。

2.有精神类疾病、婴幼儿不能配合者。

3.有重大脏器疾病者。

4.头面部有严重皮肤病、烧烫伤或皮肤破溃、骨折的患者。

5.某些急性传染病以及有严重出血倾向患者。

经穴推拿技术

第十节　中医护理技术案例

一、耳穴贴压、刮痧、艾灸技术(耳鸣)

患者:张某,女,45 岁,已婚,办公室财务。

主诉:耳鸣 3 天伴头晕。患者常年工作压力较大,半年前因过于劳累出现右侧间歇性耳鸣,耳鸣如蝉,夜间加重,时间较短,患者未予重视。一个月前上述症状加重,昼夜不息,安静时尤甚,劳累后加剧,夜寐不佳。遂至宁波市某三级甲等医院就诊,门诊诊断为"神经性耳鸣",予扩血管、营养神经类药物口服,并予高压氧舱一周一次治疗。三天前诉上述症状稍有缓解,但仍出现间歇性发作,遂至我院中医传统门诊寻求中医治疗。

现患者无口干口苦,饮食一般,二便可,夜寐欠宁,无发热,持绿码,否认 14 天内疫区旅游、居住史,否认 14 天内与新冠患者接触史。患者既往平素体健,否认胃肠疾病,否认重大疾病史;过敏源未发现;预防接种史按常规;否认家族性遗传病、精神病、肿瘤等类似病史。

查体:T:36.4℃,P:78 次/分,R:18 次/分,BP:103/64mmHg。舌淡红,苔薄白,脉细,尺弱。耳鸣 5 级:19 分,无耳内胀闷情况:0 分;耳道光滑、鼓膜检查无异常。电测听示:气骨导曲线一致下降,感音神经性听力损失。脑 CT 以及血管造影检查示无异常。

耳穴贴压、刮痧、艾灸技术(耳鸣)

西医诊断:神经性耳鸣;中医诊断:耳鸣(气血亏虚型)。

治疗:门诊遵医嘱给予健脾益气,升阳通窍治疗。门诊专科护士遵医嘱给予耳部刮痧、耳穴贴压、悬灸等处理,每周1次,4次1个疗程。3个疗程结束后,患者自述耳鸣症状缓解,耳鸣2级:7分,无耳内胀闷情况:0分。

二、火龙罐、耳穴贴压技术(更年期综合征)

患者:周某,女,47岁,会计。

主诉:反复月经不调伴睡眠障碍半年余,加重一月。患者半年前开始月经不调,周期延迟10余天,经量减少,伴有入睡困难,多梦易醒,睡着时出汗多,醒后汗止。近一月每天睡眠时间不足4h,时有心悸潮热,持续1～2min自行缓解。情绪易波动,不能自控,腰膝酸软,健忘,口干不喜饮水,食欲一般,二便调。既往平素体健,否认重大疾病史;过敏源未发现;预防接种史按常规。否认家族性遗传病、精神病、肿瘤等类似病史。

查体:T:36.5℃,P:88次/分,R:18次/分,BP:135/68mmHg。神志清,精神可,两肺呼吸音清,HR:88次/分,律齐,未及杂音。腹软,无压痛及反跳痛,双下肢无浮肿,神经系统查体无殊。舌质红,少苔,脉细弦。匹兹堡睡眠评分16分。查心电图:窦性心律。激素六项示:血清卵泡刺激素(FSH):＞20U/L,雌二醇(E2):13pg/mL。妇科超声检查:卵巢大小正常、窦卵泡数减少、卵巢容积缩小、子宫内膜变薄。白带常规、血常规、大生化均无殊。

西医诊断:更年期综合征;中医诊断:月经类病(肝肾阴虚证)。

治疗:遵医嘱给予滋补肝肾,宁心安神治疗。门诊专科护士遵医嘱给予火龙罐及耳穴贴压治疗,每周2次。治疗6次后,睡眠好转,夜间汗出不明显,匹兹堡睡眠评分7分,腰膝酸软缓解。

火龙罐、耳穴
贴压技术
(更年期综合征)

三、耳穴贴压技术(儿童青少年近视防控)

患者:陈某,女,12岁,学生。

主诉:发现双眼视近清楚,视远模糊,眼部干涩,不耐久视3天。

患者平日面色不华,每日学习用眼时间较长,体倦无力,少气懒言,胃纳可,二便调,夜寐安。无发热,持绿码,否认14天内疫区旅游、居住史,否认14天内与新冠患者接触史。患者既往平素体健,否认胃肠疾病,否认重大疾病史;过敏源未发现;预防接种史按常规。否认家族性遗传病、精神病、肿瘤等病史。

查体:T:36.5℃,P:88 次/分,R:20 次/分,BP:116/64mmHg。舌淡、苔薄白、脉细弱。体格检查:矫正视力:右 0.8,左 0.8,眼压:右 14mmHg,左 14mmHg,双眼球结膜轻度充血,角膜透明,眼底视盘圆,境界清,色橘黄,黄斑中心反光存。眼部 A 超示:双眼轴未见明显延长。医学验光:右 －0.25DS/－0.25DC×108;左－0.25DS/－0.25DC×90。

西医诊断:双眼近视,屈光不正;中医诊断:双眼近视(气血不足证)。

治疗:门诊专科护士遵医嘱给予耳穴贴压治疗,每周 1 次,共 4 次 1 个疗程。3 个疗程结束,患者视力明显提高,右 1.2,左 1.2,随访三个月均无视力下降。

耳穴贴压技术
(儿童青少年
近视防控)

四、经穴推拿技术(失眠)

患者:童某,女,67 岁,已婚,退休。

主诉:反复失眠 2 年余,加重 1 周。患者 2 年前无明显诱因下出现入睡困难。平时易多思多虑,曾多次在我院住院,诊断为"不寐",予抗焦虑、改善循环治疗后,症状改善出院。出院后长期口服"帕罗西汀、劳拉西泮片、安定片",病情控制尚可。1 周前患者睡眠不安,多思多虑加重,遂来我科就诊。本次病来,患者神志清,精神软,纳差,二便正常,寐差,体重无明显变化。患者近半个月来无咳嗽、咳痰,持绿码,否认 14 天内疫区旅游、居住史,否认 14 天内与新冠患者接触史。患者既往平素体健,否认胃肠疾病,否认重大疾病史;过敏源未发现;预防接种史按常规。否认家族性遗传病、精神病、肿瘤等类似病史。

查体:T:36.6 ℃,P:80 次/分,R:19 次/分,BP:115/65mmHg。形体自如,面色如常,舌质淡红,苔白腻,舌下脉络色红,脉细弦。

西医诊断:睡眠障碍;中医诊断:不寐(肝郁脾虚证)。

治疗:门诊遵医嘱给予疏肝解郁、健脾益气治疗。门诊专科护士遵医嘱给予内科失眠推拿治疗,每周 1 次,共 4 次 1 个疗程。1 个疗程结束,患者诉症状明显改善。

经穴推拿技术
(失眠)

五、刮痧、平衡火罐技术（腰腿痛综合征）

患者：王某，男，40 岁，已婚，工人。

主诉：腰痛伴右下肢麻木，加重 1 周。患者 1 月前搬运重物时突感腰痛，在家休息几日后有所缓解。一周前感腰痛加重伴右下肢麻木，腰痛如刺，痛处固定，俯仰不便，日轻夜重。患者既往平素体健，口干不苦，饮食可，二便调，寐可。否认胃肠疾病，否认重大疾病史；无发热，持绿码，否认 14 天内疫区旅游、居住史，否认 14 天内与新冠患者接触史；预防接种史按常规；过敏源未发现。否认家族性遗传病、精神病、肿瘤等类似病史。

查体：T：36.8℃，P：86 次/分，R：18 次/分，BP：120/75mmHg。数字评价量表疼痛评估分为 3/10 分。舌质青紫，有瘀斑，脉涩；腰肌紧张，可触及痛点，直腿抬高试验阳性。X 线拍片示：腰 4/5 椎间盘轻度膨出。

西医诊断：腰椎间盘膨出；中医诊断：腰腿痛（气滞血瘀证）。

门诊遵医嘱给予行气活血、通络止痛治疗。门诊专科护士遵医嘱给予刮痧、平衡火罐处理，每周 1 次，共 4 次 1 个疗程。1 个疗程结束，患者自述症状完全缓解。

刮痧、平衡火罐技术（腰腿痛综合征）

六、手法通乳技术（急性乳腺炎）

患者：曾某，女，28 岁，已婚，在职。

主诉：产后 63 天，左乳外侧红肿刺痛伴发热 1 天。患者平素体健，本次发病以来口干，纳差，饮食偏荤，大便秘结，小便黄，寐差。持绿码，否认 14 天内疫区旅游、居住史，否认 14 天内与新冠患者接触史，预防接种史按常规。患者既往平素体健，否认胃肠疾病，否认重大疾病史；过敏源未发现。否认家族性遗传病、精神病、肿瘤等类似病史。

查体：T：38.8℃，P：88 次/分，R：19 次/分，BP：115/79mmHg。双侧乳房外象限红刺痛（疼痛评分 6/10）。舌红，苔厚，微黄，脉弦，语音低微，情绪紧张。左乳饱满，乳头皲裂，外象限皮色微热，内外象限均扪及包块，边缘不清楚质韧，无波动感，左侧乳头泌乳不畅。乳腺彩超示：左乳外侧及内侧象限回声偏高，外侧范围约 4.2cm×1.8cm，内侧 3.0cm×0.9cm。血常规示：中性粒细胞百分比：80%，血小板计数：360×10⁹/L，超敏 C 反应蛋白：12mg/L。

西医诊断:急性乳腺炎;中医诊断:乳痈(气滞热壅证)。

治疗:门诊遵医嘱予中药口服温阳通络、消肿止痛治疗。此外,门诊专科护士遵医嘱予手法通乳,每日1次,共3次1个疗程。1个疗程结束后,患者乳腺彩超示:左乳未见异常团块回声;血常规示:中性粒细胞百分比:62.1%,血小板计数:210×10⁹/L,超敏C反应蛋白:<6mg/L。肿块消失,疼痛评分<4/10,大便每日一行,体温正常。

手法通乳技术(急性乳腺炎)

七、经穴推拿技术(便秘)

患者:王某,女,65岁,已婚,退休。

主诉:便秘10年,加重1周。患者自10年前开始出现大便干结,其形如栗,或细如羊屎,4～5日一行,艰涩难下,服果导通便,严重时用开塞露通理,大便有时肛裂出血,深以为苦。症见:神疲,失眠多梦,腰膝酸软,头晕眼花,心悸,盗汗。舌质淡红少津,脉细。无发热,持绿码,否认14天内疫区旅游、居住史,否认14天内与新冠患者接触史。患者既往平素体健,否认胃肠疾病,否认重大疾病史;过敏源未发现;预防接种史按常规。否认家族性遗传病、精神病、肿瘤等类似病史。

查体:T:36.7℃,P:76次/分,R:18次/分,BP:125/70mmHg。神清,形体消瘦,面色少华,皮肤黏膜无苍白、巩膜无黄染,浅表淋巴结及甲状腺无肿大。腹部外形稍有膨隆,腹肌软,无压痛、反跳痛,未触及包块,肝脏肋下未触及、无压痛。胆囊未触及,无压痛,墨菲征阴性。肠鸣音3次/分,移动性浊音(一)。舌质淡红,少津,脉弦细。辅助检查:便常规、便潜血、血常规、血沉、肝肾功能检查结果正常;空腹血糖:5.9 mmol/L,餐后2h血糖:7.2 mmol/L,糖化血红蛋白:5.7%。癌胚抗原(CEA)、CA19-9、CA125、甲胎蛋白(AFP)无异常;甲状腺功能正常。腹部超声未见异常。结肠镜检查仅见乙状结肠有1个直径为3 mm的小息肉,活检结果为(结肠黏膜)慢性炎症。

西医诊断:便秘,结肠息肉;中医诊断:便秘(阴虚秘)。

治疗:门诊遵医嘱给予滋阴增液,润肠通便治疗。门诊专科护士遵医嘱给予内科便秘经穴推拿,每日1次,共10次1个疗程。1个疗程结束,患者能轻松排便,成形,每日1次。

经穴推拿技术(便秘)

八、耳穴贴压、刮痧技术(头痛)

患者:张某,女,45 岁,已婚,会计。

主诉:头痛反复发作 1 月余,加重 1 周。患者高血压 1 年余,近 1 月来经常反复头痛头胀,伴眩晕,心烦易怒、目赤口苦,失眠多梦,饮食可,二便可。持绿码,否认 14 天内疫区旅居史、居住史;否定 14 天内境外人员或新冠确诊人员密切接触史。患者既往平素体健,否认胃肠疾病,否认重大疾病史,过敏源未发现,预防接种史按常规。父母体健,否认家族遗传性疾病及类似疾病。

查体:T:36.6 ℃,P:88 次/分,R:20 次/分,BP:186/74mmHg。神清,形态自如,呼吸齐,无特殊病容,皮肤黏膜色泽正常,无水肿,无皮疹、皮下出血,全身浅表淋巴结无肿大。肺部呼吸音清,未及明显干湿啰音;腹部外形平坦,蠕动波无,腹壁紧张度柔软,无压痛、反跳痛,未触及包块。肝脏肋下未触及、无压痛。胆囊未触及,无压痛。墨菲征阴性。舌质红,苔薄黄,脉沉弦有力。

西医诊断:高血压病 3 级(中危);中医诊断:头痛(肝阳上亢证)。

治疗:门诊遵医嘱予方药镇肝熄风汤加减治疗。门诊专科护士遵医嘱给予刮痧、耳穴贴压处理,每周 1 次。2 次治疗后,患者自诉症状明显缓解。

耳穴贴压、刮痧技术(头痛)

参考文献

程凯. 耳穴诊治学. 第 1 版[M].北京:人民卫生出版社,2020.

郭珈宜,李峰,沈素红,等. 平乐正骨中药内服及外敷治疗湿热阻络型膝关节炎滑膜炎疗效观察[J].中华中医药杂志,2019,34(4):1799-1802.

黄桂成. 中医骨伤科学. 第 4 版[M].北京:中国中医药出版社,2016.

贾建平. 神经病学. 第 8 版[M].北京:人民卫生出版社,2008.

焦蕴岚,刘肆嫒,胡海荣,等. 中药外敷治疗乳腺增生随机对照试验的 Meta 分析[J].中华现代护理杂志,2017,25:3261-3265.

刘蓬. 中医耳鼻喉学科. 第 4 版[M].北京:中国中医药出版社,2016.

罗颂平. 中医妇科学. 第 3 版[M]. 北京:人民卫生出版社,2016.

孙秋华. 中医临床护理学. 第 10 版[M]. 北京:中国中医药出版社,2016.

王芬芬,殷虹,籍曾洋. 循经刮痧对肝阳上亢型偏头痛的疗效观察[J]. 重庆医学,2020,2(49):335-338.

杨引弟,张晓英. 中药外敷结合康复训练对膝关节骨性关节炎的疗效观察和护理体会[J]. 实用医技杂志,2020,27(2):260-261.

张挥武,刘蓓,赵大仁,等. 中药外敷结合运动疗法治疗膝关节内侧副韧带损伤的临床疗效观察[J]. 中国运动医学杂志,2020,39(7):531-534.

周仲瑛. 中医内科学. 第 2 版[M]. 北京:中国中医药出版社,2007.

第十章　眼科护理操作技术规范

陈皑皑

第一节　手持式回弹眼压计测量法

一、操作目的

（一）精确、快速测量眼压，不引起角膜反射，舒适度高，适用于青光眼的诊断、随诊和筛查。

（二）适用于配合度差及角膜病变的患者，卧床等行动不变的成人、儿童等测量眼压。

二、适用范围

（一）供眼科医生、验光师、全科医生、专业保健医生等测量眼压使用。

（二）对痴呆症患者、行动不便的患者和儿童，测量优势更明显。可用于角膜水肿、混浊或角膜表面不平者。

（三）供青光眼患者家庭测量眼压使用。

三、用物准备

用物准备见表 10-1-1 和图 10-1-1。

表 10-1-1 用物准备

用物名称	数量
手持式回弹眼压计	1
一次性探针	1
酒精棉球	1

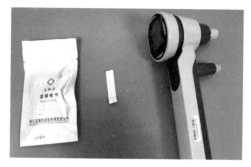

图 10-1-1 手持式回弹眼压计测量用物准备

四、操作步骤

操作步骤见表 10-1-2。

表 10-1-2 操作步骤

步骤及要点	注释及图解
【操作前准备】 1.自身准备:仪表端庄,规范洗手,戴口罩、帽子。 2.用物准备:备齐用物,质量检查。	
【操作过程】 1.核对解释 (1)核对患者姓名、出生日期、性别,向患者做好解释工作以取得配合。 (2)了解病情、心理状态及眼局部情况。 (3)与患者解释操作方法、治疗目的及注意事项。 2.安置体位 患者取坐位或仰卧位,检查者与被检者面对面,取轻的侧向坐姿,嘱患者睁大眼睛并注视正前方(图 10-1-2)。 3.按下测量按钮,打开眼压计(图 10-1-3)。	图 10-1-2 安置患者体位 图 10-1-3 打开眼压计

步骤及要点	注释及图解
4.数秒之后，安装一次性探针。将探针插入探针座，探针圆头端朝外,注意无菌操作(图10-1-4)。 5.垂直拿起眼压计(图 10-1-5),直到显示需校准(图 10-1-6)。按下操作钮,探测器将自动弹出并进行校正。激活眼压计,当显示屏显示字样时,即可进行测量。 6.用左手持眼压计显示屏框,放在患者的前额上以便保持稳定,右手握住眼压计手柄引导眼压计(图 10-1-7)。	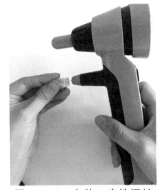 图 10-1-4　安装一次性探针 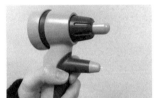 图 10-1-5　垂直拿起眼压计 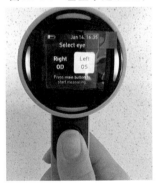 图 10-1-6　校准结束进行测量 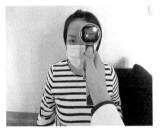 图 10-1-7　固定手持眼压计

续表

步骤及要点	注释及图解
7.将眼压计靠近被测眼。调整眼压计位置,当瞄准光变成绿色,说明眼压计处于水平位置,开始测量,正对角膜中央推进探针。中央槽应处于水平状态,探针末端和患者角膜的距离应保持在 5～10mm(图 10-1-8)。测量结果以 mmHg 显示。 8.依次完成 5 次测量,每成功完成一次测量后,都可以听到"嘟"的一声,显示屏出现绿色圆点(图 10-1-9)。在所有 5 次测量全部完成后,显示屏出现被测眼的平均眼压值(图 10-1-10)。用相同方法测量另一只眼的眼压。 9.关闭眼压计,并用酒精棉球消毒额托(图 10-1-11)。	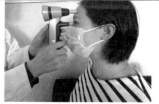 图 10-1-8　开始测量 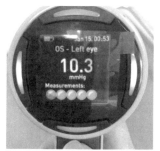 图 10-1-9　测量左眼眼压 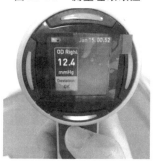 图 10-1-10　测量右眼眼压 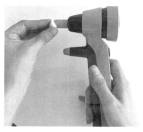 图 10-1-11　关闭眼压计并消毒
【操作后处理】 1.交代注意事项,整理用物。 2.洗手、正确记录。	

五、注意事项

（一）注意无菌操作，探针勿接触眼睑，以免造成眼部交叉感染。

（二）垂直拿眼压计，操作时探针对准角膜中央，避免产生误差。

手持式回弹眼
压计测量法

第二节 泪道冲洗技术

一、操作目的

（一）检查泪道是否通畅，协助疾病诊断。

（二）眼科术前常规准备。

（三）清除泪道内的分泌物，注入药液治疗慢性泪囊炎。

二、适用范围

（一）检查泪道是否通畅，为诊断提供依据。

（二）内眼手术前常规检查。

（三）泪道手术前、后的常规冲洗。

（四）治疗慢性泪囊炎。

（五）泪囊部皮肤外伤时检查其连续性，有无断裂，为诊断提供依据。

三、用物准备

用物准备见表 10-2-1 和图 10-2-1。

表 10-2-1 用物准备

用物名称	数量	用物名称	数量
表面麻醉药	1	一次性使用弯盘	1
泪点扩张器	1	专用一次性泪道冲洗针	1
受水器	1	棉球	1
生理盐水	1		

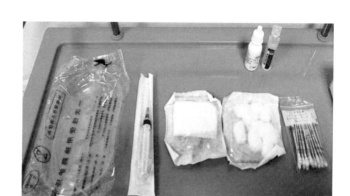

图 10-2-1 泪道冲洗用物准备

四、操作步骤

操作步骤见表 10-2-2。

表 10-2-2 操作步骤

步骤及要点	注释及图解
【操作前准备】 1.自身准备:仪表端庄,规范洗手,戴口罩、帽子。 2.用物准备:备齐用物,质量检查。	
【操作过程】 1.核对解释 (1)核对患者姓名、出生日期、性别,向患者做好解释工作以取得配合。 (2)了解病情、心理状态及眼局部情况。 (3)询问有无药物过敏史及泪小点栓子手术史。 (4)与患者解释操作方法、治疗目的及注意事项。 2.安置体位 患者取坐位或仰卧位,头后仰并向患侧倾斜(图 10-2-2)。 3.以手指或棉球挤压泪囊部位,排出泪囊内的积液、积脓。	图 10-2-2 安置患者体位

步骤及要点	注释及图解

4.表面麻醉药滴于泪点,以棉签轻压泪囊部 2～3min(图 10-2-3)。

5.嘱患者头部微向后仰固定不动,眼向上注视,操作者右手持冲洗器,左手持棉签(或棉球)拉开下眼睑,暴露下泪点。如若泪点小,先用扩张器扩开泪小点(图 10-2-4)。

6.将冲洗针头垂直插入下泪点1～2mm(图 10-2-5),然后转为水平方向向鼻侧进入泪小管3～5mm(图 10-2-6)。缓缓注入药液后,仔细观察泪点溢液情况,并询问患者是否有液体流入鼻咽部,推注时有无阻力,从而判断泪道是否通畅。

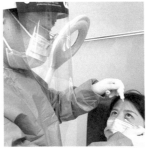

图 10-2-3　滴表面麻醉药

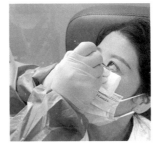

图 10-2-4　扩张器扩张泪小点

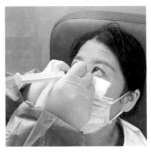

图 10-2-5　冲洗针头垂直插入下泪点

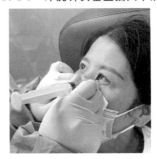

图 10-2-6　水平方向向鼻侧进入泪小管冲洗泪道

续表

步骤及要点	注释及图解
7.冲洗完毕,退出针头,用纱布擦拭眼部(图10-2-7)。	 图 10-2-7　用纱布擦拭眼部
【操作后处理】 1.交代注意事项,整理用物。 2.洗手、正确记录。	

五、注意事项

（一）冲洗泪道不畅或阻力很大时,应询问病情,如无流泪史,应将针头轻轻转动冲洗,观察是否因针头被泪小管黏膜皱褶所阻塞而产生不通的假象。

（二）泪点狭小者,可先用泪点扩张器扩大泪点后再冲洗。

（三）操作时要谨慎、细心,动作轻巧、正确,以防误伤结膜及角膜,进针头遇到阻力时不宜施以暴力,避免损伤泪道或造成假道。

（四）如出现皮下肿胀,为冲洗液误入皮下组织,应立即停止冲洗,给予必要的治疗、处理。

（五）急性泪囊炎、急性泪囊周围炎患者,禁止泪道冲洗及挤压泪囊部。

冲洗泪道技术

第三节 拔倒睫技术

一、操作目的

拔除倒睫毛,缓解和消除角膜刺激症状。

二、适用范围

(一)睫毛倒向眼球,刺激角膜、结膜称为倒睫。

(二)由于老年性、先天性、眼睑烧伤等原因造成眼睑内翻引起的倒睫。

(三)用于上下睑缘分散性少数倒睫。

三、用物准备

用物准备见表 10-3-1 和图 10-3-1。

表 10-3-1 用物准备

用物名称	数量	用物名称	数量
睫毛镊	1	棉签	1
酒精棉球	1	纱布	1
棉球	1	表面麻醉药	1

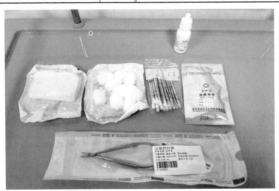

图 10-3-1 拔倒睫用物准备

四、操作步骤

操作步骤见表 10-3-2。

表 10-3-2　操作步骤

步骤及要点	注释及图解
【操作前准备】 1.自身准备:仪表端庄,规范洗手,戴口罩、帽子。 2.用物准备:备齐用物,质量检查。	
【操作过程】 1.核对解释 (1)核对患者姓名、出生日期、性别,查对医嘱的倒睫位置。 (2)向患者解释操作目的、方法、注意事项,取得配合。 2.评估患者情况 评估患者全身一般情况及眼部情况,了解合作程度(图10-3-2)。 3.根据需要滴表面麻醉药(图10-3-3)。 4.安置体位 患者取舒适坐位,并固定好头位(图10-3-4)。 5.嘱患者头部勿动,上睑倒睫嘱患者往下注视,下睑倒睫嘱患者往上注视。护士左手拿纱布或棉签,并用手指固定睑缘,使之轻度外翻,右手持睫毛镊夹紧倒睫根部迅速拔出(图10-3-5～图10-3-6)。	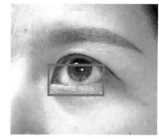 图 10-3-2　评估患者眼部情况 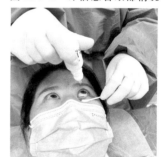 图 10-3-3　滴表面麻醉药 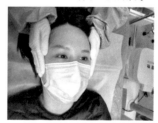 图 10-3-4　固定好头位

步骤及要点	注释及图解
6.仔细检查睫毛是否完整拔除,观察局部有无出血,用干棉签拭去外溢的泪液及药液。	 图 10-3-5　拔倒睫 图 10-3-6　拔倒睫
【操作后处理】 1.交代注意事项,整理用物。 2.洗手、正确记录。	

五、注意事项

（一）操作时动作应快、稳、准,以减轻患者疼痛。

（二）拔倒睫时,应尽量从根部顺着睫毛方向拔出,以延缓睫毛再生时间,并注意勿损伤睑缘。

（三）向患者做好解释,并告知日后原处睫毛仍有再长可能,必要时可进行手术治疗。

倒睫毛技术

第四节　结膜囊冲洗

一、操作目的

（一）冲洗结膜囊内的异物及分泌物。

（二）中和化学物质，减轻化学物质对眼部的损害。

（三）眼部手术前常规清洁、消毒。

二、适用范围

（一）急性或慢性结膜炎伴有眼分泌物。

（二）大量结膜异物。

（三）结膜或角膜化学物。

（四）眼科手术前准备。

（五）荧光素染色后。

三、用物准备

用物准备见表 10-4-1 和图 10-4-1。

表 10-4-1　用物准备

用物名称	数量
75％酒精棉球	1
胶布	1
手套	1
输液架	1
一次性输液器	1
受水器	1
棉签	1
纱布	1
冲洗液（生理盐水）	1
治疗巾	1

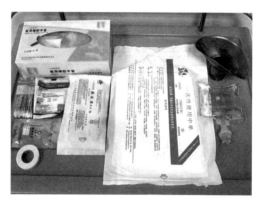

图 10-4-1　结膜囊冲洗用物准备

四、操作步骤

操作步骤见表10-4-2。

表 10-4-2　操作步骤

步骤及要点	注释及图解
【操作前准备】 1.自身准备:仪表端庄,规范洗手,戴口罩、帽子。 2.用物准备:备齐用物,质量检查。	
【操作过程】 1.核对解释 (1)核对患者姓名、出生日期、性别,向患者做好解释工作以取得配合。 (2)了解病情、心理状态及眼局部情况。 (3)与患者解释操作方法、治疗目的及注意事项。 2.安置体位 患者取舒适坐位或仰卧位,头向后仰并向患侧倾斜,眼向上方注视(图10-4-2)。 3.将备好的冲洗液挂在输液架上,排气(图10-4-3)。 4.在患眼同侧颈部铺上治疗巾,患者持受水器紧贴面颊部皮肤,取仰卧位时,头稍偏向患侧,受水器放于颞侧(图10-4-4)。	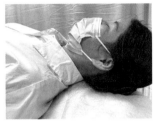 图 10-4-2　安置患者体位 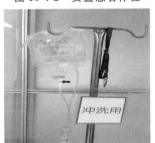 图 10-4-3　准备冲洗液 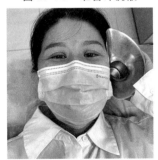 图 10-4-4　受水器放于颞侧

续表

步骤及要点	注释及图解
5.操作者右手持输液器,取下头皮针,输液器距眼约 3～4cm,左手持棉球轻轻擦洗眼睑皮肤(图 10-4-5)。 6.分开上、下眼睑,由结膜囊内到结膜囊外进行冲洗。操作者左手翻转患者上下睑,嘱其将眼球向各方向转动,使结膜囊各部分充分暴露,彻底清洗。对疼痛较剧烈或敏感的患者,可先滴表麻药后再行冲洗(图 10-4-6)。 7.冲洗后用棉球擦净眼睑及面部冲洗液,取下受水器,必要时覆盖无菌纱布块(图 10-4-7)。	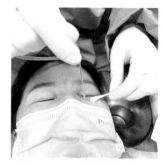 图 10-4-5　冲洗眼睑皮肤 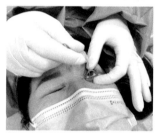 图 10-4-6　冲洗结膜囊 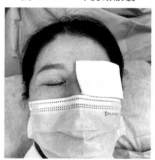 图 10-4-7　覆盖无菌纱布块
【操作后处理】 1.交代注意事项,整理用物。 2.洗手、正确记录。	

五、注意事项

(一)洗眼液可用生理盐水,温度以 32～37℃为宜。

（二）对角膜裂伤或角膜溃疡的患者，冲洗时勿施加压力，以防眼内容物脱出。

（三）对眼球穿通伤及深层角膜溃疡禁止冲洗。

（四）网脱患者冲洗时动作应轻柔，避免眼球运动过大。

（五）冲洗时，输液器距眼 3～4cm，勿触及眼睑、睫毛，以免污染输液器，冲洗液不可直接冲击角膜。

（六）每次冲洗时间 3～4min。

（七）冲洗前眼部如有软膏及分泌物，应先擦净。

（八）如遇化学伤或结膜囊内异物或分泌物较多，以及内眼手术前的冲洗，应充分暴露穹窿部结膜，反复用大量液体多次冲洗。

结膜囊冲洗

第五节　皮肤拆线技术

一、操作目的

拆除眼部皮肤缝线，促进伤口愈合。

二、适用范围

（一）正常手术切口，已到拆线时间，切口愈合良好，局部及全身无异常表现者。

（二）眼部皮肤拆线一般于术后 7～10d。

（三）伤口术后有红、肿、热、痛等明显感染者，应提前拆线。

三、用物准备

用物准备见表 10-5-1 和图 10-5-1。

表 10-5-1　用物准备

用物名称	数量	用物名称	数量
棉签	1	一次性使用弯盘	1
纱布	1	表面麻醉药	1
胶布	1	生理盐水	1
眼科剪	1	碘伏棉签	1
眼科持针器	1		

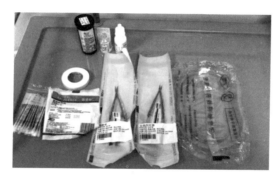

图 10-5-1　皮肤拆线用物准备

四、操作步骤

操作步骤见表 10-5-2。

表 10-5-2　操作步骤

步骤及要点	注释及图解
【操作前准备】 1.自身准备:仪表端庄,规范洗手,戴口罩、帽子。 2.用物准备:备齐用物,质量检查。	
【操作过程】 1.核对解释 (1)核对患者姓名、性别。 (2)向患者解释操作目的、方法、注意事项,取得配合。 (3)查对病历上记录的应拆除的缝线根数和部位。 2.评估患者 (1)评估切口的愈合情况,明确拆线日期(图10-5-2)。	图 10-5-2　评估患者

步骤及要点	注释及图解
（2）评估患者对拆线的理解与配合程度。 3.安置体位 患者取仰卧位，头部垫治疗巾（图 10-5-3）。 4.表麻药滴眼 1～2 次（图 10-5-4）。 5.用碘伏棉签消毒缝线处皮肤（图 10-5-5）。 6.结痂较多者，用生理盐水浸润湿润痂壳，撕痂时动作轻柔，避免用力过度引起出血（图 10-5-6）。	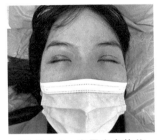 图 10-5-3　安置患者体位 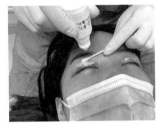 图 10-5-4　表麻药滴眼 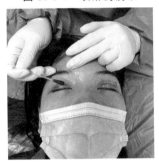 图 10-5-5　碘伏棉签消毒缝线处皮肤 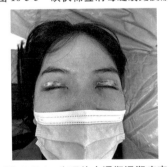 图 10-5-6　生理盐水浸润湿润痂壳

续表

步骤及要点	注释及图解
7. 从内向外拆线,护士左手用眼科镊轻夹缝线,右手持眼科剪紧贴皮肤剪断缝线(图10-5-7)。 8. 左手用眼科镊夹线结端抽出缝线(图10-5-8)。 9. 缝线拆除后再次消毒伤口和局部皮肤(图10-5-9)。 10. 用眼膏涂抹患处,根据情况局部用纱布包扎(图10-5-10)。 11. 检查伤口愈合程度,必要时请医师会诊。	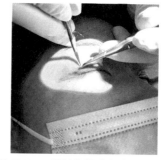 图 10-5-7　眼科剪紧贴皮肤剪断缝线 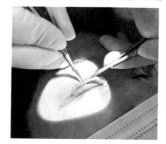 图 10-5-8　眼科镊夹线结端抽出缝线 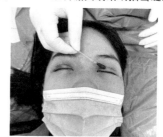 图 10-5-9　消毒伤口和局部皮肤 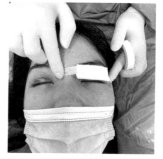 图 10-5-10　眼膏涂抹患处纱布包扎

续表

步骤及要点	注释及图解
【操作后处理】 1.交代注意事项。 2.整理用物。 3.洗手。 4.正确记录并签字。	

五、注意事项

（一）皮肤拆线后嘱患者24h内不沾水。

（二）拆线后皮肤有结痂者,嘱患者不要强行揭掉,应让其自行脱落以免遗留瘢痕。

（三）如果伤口结痂将缝线粘住,应先以生理盐水浸润后再拆除缝线。

（四）拆线前注意查对缝线部位及需拆针数。

（五）注意无菌操作,暴露于皮肤外面的线段不应经皮下组织拉出,以免污染皮下组织。

皮肤拆线技术

第六节　睑板腺按摩技术

一、操作目的

（一）疏通睑板腺开口,清除睑板腺异常分泌物,改善睑板腺功能。

（二）用于缓解睑板腺功能障碍引起的眼部干、红、痒等症状。

二、适用范围

适用于睑板腺功能障碍患者。

三、用物准备

用物准备见表10-6-1和图10-6-1。

表 10-6-1　用物准备

用物名称	数量	用物名称	数量
一次性使用弯盘	1	冷敷眼贴	1
棉签	1	表面麻醉药	1
纱布	1	生理盐水	1
10mL 注射器	1	抗生素眼药水	1
干眼镊	1		

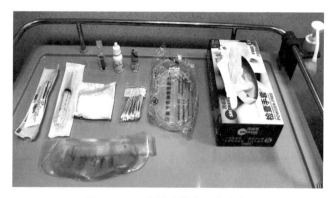

图 10-6-1　睑板腺按摩用物准备

四、操作步骤

操作步骤见表 10-6-2。

表 10-6-2　操作步骤

步骤及要点	注释及图解
【操作前准备】 1.自身准备:仪表端庄,规范洗手,戴口罩、帽子。 2.用物准备:备齐用物,质量检查。	
【操作过程】 1.核对解释 (1)核对患者姓名、性别。 (2)向患者解释操作目的、方法、注意事项,取得配合。 2.评估患者 (1)评估患者全身一般情况及眼部情况。 (2)评估患者对操作的理解与配合程度。	

步骤及要点	注释及图解
3.安置体位 嘱患者取仰卧位,头部垫治疗巾(图 10-6-2)。 4.生理盐水棉球擦拭眼睑外部分泌物,包括睫毛根部(图 10-6-3)。 5.表麻眼药水滴眼 1~2 次(图 10-6-4)。 6.左手持棉签轻轻翻转上眼睑,充分暴露上睑缘,嘱患者向下注视,右手持干眼镊顺睑板腺开口方向进行挤压按摩,将潴留于导管内的分泌物挤出,以同样的方法挤压下眼睑(图 10-6-5)。 7.用棉签及时擦除挤压出的分泌物(图 10-6-6)。	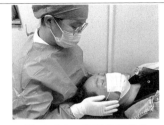 图 10-6-2　安置患者体位 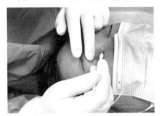 图 10-6-3　擦拭眼睑外部分泌物 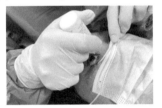 图 10-6-4　表麻眼药水滴眼 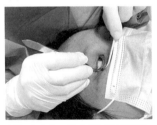 图 10-6-5　挤压按摩下眼睑 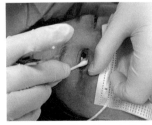 图 10-6-6　棉签擦除挤压出的分泌物

263

续表

步骤及要点	注释及图解
观察其性质及量(图 10-6-7)。 8.用生理盐水冲洗结膜囊(图 10-6-8)。 9.结膜囊内滴入抗生素眼药水(图 10-6-9)。 10.嘱患者闭眼,纱布覆盖于眼部(图 10-6-10),冷敷眼贴冷敷 5min(图 10-6-11)。	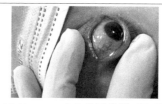 **图 10-6-7 观察分泌物性质及量** 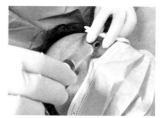 **图 10-6-8 冲洗结膜囊** 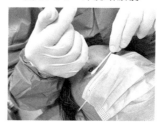 **图 10-6-9 滴入抗生素眼药水** 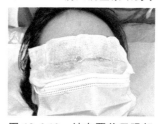 **图 10-6-10 纱布覆盖于眼部** 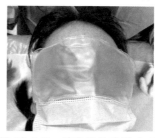 **图 10-6-11 冷敷眼贴冷敷 5min**

续表

步骤及要点	注释及图解
【操作后处理】 1.交代注意事项。 2.整理用物。 3.洗手。 4.正确记录分泌物的量及性质,签字。	

五、注意事项

(一)妥善固定患者头部,嘱其勿随意转动眼球,防止干眼颞损伤角膜及结膜。

(二)挤压力度要适中,以挤出分泌物为宜,不可过分用力,以免引起睑板腺及眼睑处结膜损伤。

(三)睑板腺开口阻塞严重或形成脂肪栓者,可用针头剔除。

(四)嘱患者半小时之内不要揉眼,以免引起角膜内皮擦伤。

(五)睑板腺按摩操作前可先进行眼部热敷,使睑板腺管口开放,增加治疗效果。

(六)根据患者症状轻重及分泌物情况,调整按压频率及次数,至分泌物性状和睑板腺开口恢复正常。

眼睑腺按摩技术

参考文献

岑超,何俐莹,陶雪莹,等.泪道冲洗和泪道探通治疗3558例先天性泪道阻塞的时机及方法探讨[J].第三军医大学学报,2021,43(23):2590-2595

车颖,胡晋平.内眼手术术前结膜囊准备的研究进展[J].中国实用护理杂志,2009(32):64-65.

陈燕燕.眼科手术护理配合及护理操作[M].北京:人民卫生出版社,2019.

程配.常规干预联合睑板腺按摩护理用于睑板腺功能障碍性干眼患者眼部症状改善及满意度观察[J].山西医药杂志,2021,50(15):2362-2365.

韩杰.眼科临床护理思维与实践[M].北京:人民卫生出版社,2012.

洪晶.我国睑板腺功能障碍诊断与治疗专家共识(2017)[J].中华眼科杂志,

2017,53(9):657-661.

黄景银.结膜囊冲洗法治疗流行性结膜炎的效果评价[J].中西医结合护理
（中英文）,2016,2(2):96-97.

蒋冬冬,靳荷.睑板腺功能障碍相关干眼的诊疗进展[J].国际眼科杂志
2021,21(7):1209-1212.

刘福英,高明宏,周丽娟.眼科常见疾病护理流程指南[M].北京:军事医学科
学出版社,2013.